岐黄医论精粹

——广东省名中医黄宗良医学拾慧

主编

冯伟勋　黄宗良

U0338771

甘肃科学技术出版社

图书在版编目(CIP)数据

岐黄医论精粹：广东省名中医黄宗良医学拾慧 / 冯伟勋，黄宗良主编. -- 兰州 ：甘肃科学技术出版社，2020.11（2021.8重印）

ISBN 978-7-5424-2535-5

Ⅰ.①岐… Ⅱ.①冯… ②黄… Ⅲ.①中医临床 — 经验 — 中国 — 现代 Ⅳ.①R249.7

中国版本图书馆CIP数据核字(2020)第209667号

岐黄医论精粹——广东省名中医黄宗良医学拾慧

冯伟勋　黄宗良　主编

责任编辑　陈　槟
封面设计　他建红

出　版　甘肃科学技术出版社
社　址　兰州市读者大道568号　730030
网　址　www.gskejipress.com
电　话　0931-8125103（编辑部）　0931-8773237（发行部）
京东官方旗舰店　https://mall.jd.com/index-655807.html

发　行　甘肃科学技术出版社　　印　刷　三河市华东印刷有限公司
开　本　787毫米×1092毫米 1/16　印　张　7.75　插　页　2　字　数　120千
版　次　2020年12月第1版
印　次　2021年8月第2次印刷
印　数　1001~1750
书　号　ISBN 978-7-5424-2535-5　定　价　48.00元

编委会

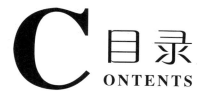

目录
CONTENTS

从医经历

人物介绍

黄宗良，粤北中医界的名医，1975 年毕业于广州中医药大学医疗系。历任清远市中医院内科主任、广东省中西医结合学会脾胃消化专业委员会委员、广州中医药大学兼职副教授，广东省中西医结合学会资深委员会委员，清远市名中医。这位把中医事业作为毕生追求的杏林长者，2011 年退休后凭着良好的医学底蕴以及广泛群众基础，被返聘在清远市中医院脾胃病科（国家级重点专科）门诊坐诊。2006 年 3 月被清远市人民政府授予"清远市名中医"荣誉称号；2010 年 11 月被广东省评为中医内科主任医师；同年，被广东省中西结合学会聘任为广东省中西医结合学会资深委员会委员。

从医 30 多年来，擅长于内科常见病、多发病的诊疗技术以及内科杂病的研究。他善于把临床工作经验上升为理论总结，撰写的多篇论文在国家级的医学杂志上发表，《心绞痛的中医治疗》1991 年在《新中医》发表；《中西医结合治疗泌尿系结石体会》2008 年在《中国中医药信息》发表；《亚健康的中医治疗》及《乳腺增生的中医治疗》2010 年先后在《中国保健营养》发表。1999 年被中华医学会授予"共和国名医专家成就贡献奖"荣誉称号,并载入当年的《共和国名医专家大典》。
2004年6月"中医临床实践教学的研究"获得广州中医药大学教学课成果二等奖;
2009年"清远市区不同人群社区卫生服务需求及相关因素"科研成果获得清远市政
府表彰三等奖;2009年5月《慢性胃炎中西医结合治疗进展》在《现代消化及介入
诊疗》发表。

中医魂的开端——神奇的针灸疗法

黄宗良小时候的理想与许多孩子相似,当一名威武的解放军军官,上军事院校。
上大学后,在专业上,他服从组织分配,开始接触和学习他极不喜欢的中医,但是"一
有机会就转行"的想法始终占据他的头脑。

在求学初期,他也曾迷茫和彷徨过。在那个年代,看到个别省份对中医不重视,
缩小中医规模,中医医生在社会上不太受尊重,中医的发展空间相较于同行并不大。
那时候他就在思考,中医真的没有前途,没有西医好吗?但一次偶然的回乡经历,
完全改变了他的初衷,让他坚定要弘扬中医,用中西医结合的方法,拯救人类疾苦,
为百姓健康服务。

那是他大三寒假期间,从广州回到家乡清远,应亲友们的要求,他开始将书本
知识用于实践,帮助有需求的亲戚朋友做一些简单的针灸、推拿、按摩等中医治疗。
老邻居严婆婆春节前牙痛得连饭都吃不下,这位非常惧怕上医院的老人,不听亲友
劝告,来到小黄的家中,在她一再恳求下,小黄给她针灸了一次。第二天上午,她
牙痛的症状就消失了。老人家来到黄宗良的家中,当着黄宗良以及家人的面连声道
谢。小试牛刀后的成就感以及中医独有的神奇魅力,折服了这位刚步入中医殿堂的
青年学子。回到学校之后,他就经常泡在图书馆,如饥似渴地研读中医理论,熟读《黄
帝内经》,背诵中医汤诀歌。

母校刻骨铭心的记忆:前辈的医德风范

有人说,大学其实是人生的一个转折点,也是人生信念的基点。

大学时光是短暂而又难忘的，已到花甲之年的黄宗良，仍怀念在广州中医药大学学习、进修的美好时光。在学习、进修的四年半时间里，黄宗良最美好的回忆是在藏书量巨大的图书馆，静逸的实验室，背诵汤头歌的林荫树下，探究人体经络图，白色象牙塔般洁净的校园环境……在 20 世纪 70 年代，书店并没有多少专业书籍可供挑选，那时的娱乐活动也不多，在学校图书馆，与同学们一起看书，查找中医典籍，互考汤头歌，背诵《黄帝内经》节选，参加中医知识竞赛等成为黄宗良学习的最大乐趣。

运用中医疗法，关注病人健康

行医过程中，他始终遵循的准则是：以中为主，能中不西，中西结合，不到迫不得已，绝不随便使用抗生素。在 30 多年的执业生涯中，他深知滥用抗生素所产生的后果以及中医在预防保健中辨证论治的作用，中药毒副作用小的优点和中医广泛的群众基础，百姓对中医的信赖程度，更坚定了这位"铁杆中医"的中医之路，给病人开药时中药占的比例高达 80%。他只有处理一些比较复杂的病时才中西结合，对诸如儿童发烧，普通医生治疗就是打退烧针、打青霉素，但是黄宗良，他能针对病症用中药给予辨证医治，且能够达到良好的疗效。

长期以来对中医药的执着追求和突出贡献，使黄宗良获得清远市政府"清远市名中医"荣誉称号。面对政府的嘉奖和社会的各种赞誉，他写下人生感言："贺吾悬壶三十载，市府授予名中医，名利吾本不强求，轩辕认可已足矣！中西结合光明路，铁杆中医扬特色，医道自古即为人，一生甘为孺子牛。"

学术思想

一、黄宗良教授学术思想的形成

黄宗良教授的学术思想渊源于对中医经典的推崇和领悟；对中医各家学说及其著作的研究和借鉴；受到现代中医名家刘继祖先生、周铭先先生学术思想的影响和熏陶；结合自己几十年的临床经验和对中医理论的潜在研究，终于形成了独具个人特色的学术思想和临床经验。

1. 重辨证，以脾胃生理病理为基础

在长期的临床实践中，黄宗良接触了大量的内科疑难杂症患者，在临证辨治过程中，特别深刻地体会到"脾胃为后天之本，气血生化之源""脾旺四季不受邪"理论的正确性。提高临证思辨的精确性，首先要深刻理解中医脾胃生理功能及病理变化。脾胃同居中焦，以膜相连，经脉相互表里，脾主升清，胃主降浊，具有消化食物、输运营养、代谢水液等功能。《素问·灵兰秘典论》载："脾胃者，仓廪之官，五味出焉。"《素问·经脉别论》亦云："食气入胃，散精于肝，淫气于筋。食气入胃，

浊气归心，淫精于脉，脉气流经，经气归于肺，肺朝百脉，输精于皮毛……饮入于胃，游溢精气，上输于脾，脾气散精，上归于肺，通调水道，下输膀胱，水精四布，五经并行……"阐述了水谷精微在全身输布的过程及脾胃与脏腑之间的生理关系。《素问·五脏别论》还说"胃者，水谷之海，六腑之大源也"，《素问·玉机真藏论》说"五脏禀气于胃，胃者五脏之本也"，脾胃运化水谷精微的作用决定了其为人体"气血生化之源""后天之本"。人体营、卫、气、血、津液等化生是一个复杂过程，它涉及五脏六腑、先天后天诸方面因素，但都赖于脾胃运化水谷精微来完成。若脾胃升降失常，脾失健运，胃失和降，则胃脘胀痛、呃逆、腹胀、泄泻；脏腑经脉失于滋养，则产生相关之病理变化，如心悸、眩晕、体虚感冒、肝肾亏虚等。脾主运化的另外一个重要组成部分是运化水湿，即将水谷精微中多余的水分，及时传输至肺、肾，通过肺、肾的气化功能，化为汗和尿排出体外。若脾的运化水湿功能减退，则产生湿、痰、饮等病理产物而致病，如水肿、鼓胀、咳喘等，即为"脾为生痰之源""诸湿肿满，皆属于脾也。"临床如何运用其理论，精于辨证，黄宗良特别强调要注重脾之外候的表现。如：脾主四肢，主肌肉，藏营合意，在志为思，在液为涎，开窍于口，其华在唇。临证时还特别注重舌象的表现，脾虚的舌象多表现为舌体胖大，舌质淡，边有齿痕，舌苔白腻。他常说："中医诊病辨证就是要掌握信息，所谓信息就是患者的表现，医生四诊所得，信息收集全面，临证思辨正确，才能提高疗效。"笔者清楚地记得一次跟师临证，书写病历，患者主诉胃胀，便如实记录，但黄宗良指出："此胃胀应写明与饮食的关系，是餐前或是餐后，是否影响进食，这对辨别虚实尤为重要。"还有一次遇一泄泻患者，大便每日 10 余次，黄宗良强调泄泻应分清楚泄泻时间，在清晨多是肾阳虚，在餐后多由脾虚失于运化，严重者表现完谷不化。大便前后是否伴有腹部不适或腹痛，这对辨清是否伴有气机郁滞很重要。大便形状如何，或黏稠，或稀溏，或如清水，或完谷不化，可以帮助我们辨清病变的寒热虚实。此种事例枚不胜举，反映出黄宗良中医理论的功底丰实，临证思辨的精确，也说明一个名医，一个大家，绝非仅靠几个名方验方，必须是在中医基础理论指导下，勤于临床，善于思辨，医疗水平才能不断提高。

脾虚、胃滞、肝郁是脾胃病的主要病机。黄宗良擅长诊治脾胃病，在长期的临床医疗中，总结形成了自己的脾胃学术思想，认为脾胃病的病机主要为脾虚、胃滞、肝郁。脾均虚证，无实证，虚乃气虚，甚则阳虚，脾无阴虚而胃有阴虚证。脾之升清运化功能，来自脾气、脾阳，如脾失健运，升清失职，即是脾虚证，轻则脾气虚，重则脾阳虚。脾虚失运易产生内湿，故水湿停滞，甚者郁而化热，也是先由脾虚，脾失健运所致，湿邪停滞局部，造成局部有形之阴邪、实邪，其乃因虚致实，本虚标实。各种慢性胃病，脾胃气虚占左右，胃阴虚者不到，所主持"脾胃气虚实质的研究和慢性萎缩性胃炎的临床研究结果"，也证实这种结论的正确性。胃多实证，其实多表现为气、血、食、湿等郁滞。胃实证的病因和病理由多方面因素形成，如一时性暴饮暴食，食滞胃中；情志伤肝，肝失条达疏泄，横逆犯胃，胃气郁滞上逆；"脾为胃行其津液"，导致宿食停胃，则为虚中挟实证；其他疾病或用药不当伤胃，而致胃失和降；胃病日久，气滞、食滞、湿阻均可导致胃部血络瘀滞，或郁而化热等证，故胃多实证，即"虚则太阴，实则阳明"也。肝与脾的关系，主要是肝之疏泄功能和脾的运化功能之间的相互影响，其病理主要为土壅木郁和木郁克土。脾胃病无论是饮食所伤，或脾胃虚弱，都可导致水谷精微不能奉养于肝，导致肝失疏泄条达之性，即"土壅木郁"。若情志伤肝，肝气郁滞，肝胃不和，或肝脾失调，则脾失升清，胃失降浊，此乃"木郁克土"。总之，脾胃病在辨证时，必须根据症状表现，分析肝、脾、胃的病理关系，分析虚、实、寒、热之病性。治疗脾胃病时，其大法是脾宜健，胃宜和，肝宜疏，健脾需补脾运湿，和胃宜降胃消导，疏肝应理气舒肝。具体应用，应根据病在脾、在肝、在胃之不同，辨证用药，因人而异。

2. 治疗内科杂症，顾护脾胃为先

《素问·玉机真藏论》曰："五脏者，皆禀气于胃；胃者，五脏之本也。"深刻理解脾胃的功能与病理，才能够准确辨证，正确掌握病机，这是确立治则和方药的前提。黄宗良在临证辨治时，非常注重顾护脾胃之气，因脾胃之气的盛衰，关系到人体生命活动及存在，有一分胃气就有一分生机。黄宗良经常讲："人以食为本，饮食足，消化吸收好，营养够，才能健康长寿。"他还讲："健康长寿的老人，都有一个好的脾胃，这样才能气血化生有源，抵抗力强，少生疾病。""脾胃为后天之本，气血生化之源""脾旺四季不受邪"，这是黄宗良临床治病的学术思想。他主张治疗任何疾病，都不能损伤脾胃，病状轻了，但病人不能吃饭了，这就是误治，他非常推崇李东垣所言："善治病者，唯在调和脾胃。"在治疗内科杂症时，注意顾护脾胃之气，治疗脾胃病时，注重湿邪的治疗。比如，黄宗良诊治黄疸，常常重视湿邪的辨证，首先辨清热重于湿，或湿重于热，他认为湿为阴邪，源于脾虚失运，湿停可阻滞气机而化热，湿为阴邪，祛湿当以温药和之，热为阳邪，清热须用寒凉之品，若用药不当，或加重热邪，或加重湿邪，更伤脾胃。热减则宜加入健脾利湿之品，以治其本，同时佐以疏肝理气，气行则湿行，祛湿则热无所存，临床上用这一理论指导用药，可获良效。黄宗良对于脾虚兼有胃阴虚者，主张先调补脾胃，脾胃健，营养足，则津液化生有源，健脾之药宜淡渗平和，不宜过用芳化之品，以免燥湿伤阴；养阴宜甘淡，不宜滋腻，以防助湿伤脾。对于胃阴虚的各种胃病，黄宗良多以叶天士的养胃汤加白芍、知母、花粉、陈皮、鸡内金、焦三仙，慎用芳香理气和温燥之品，以免更伤胃阴。黄宗良治疗脾胃病，强调"治病必求其本"。《素问·至真要大论》云："谨守病机，各司其属，有者求之，无者求之。盛者责之，虚者责之。"黄宗良在诊病辨证时，主张法随证施，药随证用，学古不泥，知常达变，将历代有关治疗脾胃病的名方化裁运用，常用的有四君子汤、五味异功散、六君子汤、二陈汤、平胃散、温胆汤、五苓散、理中辈、四逆辈、大小建中汤、左金丸、丁香柿蒂汤、补中益气汤、归脾汤等。在具体用药上，如食少腹胀、纳呆，去党参加枳壳、川厚朴、乌药、焦三仙；如腹胀胁痛、肝气郁滞者，加小茴香、乌药、枳壳、郁金、香附；如脾胃阳虚，中焦寒湿者，加吴茱萸、干姜、桂枝甚至附子；如湿阻气机化热者，去党参、砂仁，加白蔻仁、竹茹、佛手、枳壳、乌药、知母、黄芩；口干渴者，加花粉；热盛者加生石膏；吐酸者加枳壳、乌药、吴茱萸、黄连；嗳气或呃逆者加丁香、柿蒂；呃逆见肝气郁而化热者，再加代赭石、知母；如见心慌、心悸、失眠、乏力属心脾气虚者，加酸枣仁、远志、节菖蒲、龙骨；兼有心血亏虚加当归、白芍；

如口中黏腻加苍术、白蔻仁、佛手；如便溏泄泻，加泽泻、薏苡仁、桂枝；如恶心
呕吐，中满湿滞，加藿香、枳实、厚朴、焦三仙，系胃热者，再加竹茹；口苦口干，
心烦急躁者，加郁金、栀子、黄芩；如大便见血者加黑地榆、田三七、白芨；如脾
病及肺，中气下陷者，加黄芪、柴胡、升麻。总之，在遣方用药时，须辨证精确，
药随证用，知常达变，切中病机，方能药到病除。

3. 论病强调脾胃为本

在生理上，黄宗良认为人之脾胃在五行属土，土为万物之母，万物之繁茂，莫
不归根于土，脾胃为中州之地，人体生命活动无不与脾胃休戚相关。"胃中水谷之
精气，与水谷之悍气，皆正气也。"又曰："造物全赖湿土生化之一气。而木火金
水始得相生于不息。"可见，脾胃与人身之正气及其他各脏腑功能的盛衰有着密切
的关系。

在病理上。喻氏（喻嘉言）十分注重脾胃在发病中的重要地位。认为"胃为水
谷之海，五脏六腑之大源，多气多血之冲，乃吉凶死生所攸关。"喻氏秉承东垣"胃
为卫之本，脾为营之源"之说，在注解太阳中风时曰："阴弱不能内守，阳强不为
外固，所以致汗直易，不等覆盖自由也。"由于患者肌腠疏松，卫气在外与邪抗争，
营阴不能内守，而形成太阳中风有虚证。

喻氏还十分重视邪气和他脏对脾胃的影响。如："阳明之府，乃中州之胃，为
水谷之海，藏府经脉之总司，邪入其中，则无复欠之可言。"中州运弱。邪气入侵，
可见各种病症。脾胃为气血之海，阳明为多气多血之经，若中气健运，则邪气可消；
若脾胃亏虚，则不能驱邪外出，病情迁延难愈。

4. 治病首重保养胃津

在论治阳明热盛之证时，重视热邪侵袭阳明胃腑，多从燥化，从而灼伤胃津的病。
例如："盖阳明胃经主津液者也……故热邪传入阳明，必先耗。"喻氏认为急下存
津是重要而有效的方法之一。又例如："阳明病，发热汗多者，急下之，宜大承气

汤。""胃中止一津液，汗多则津液外渗，加以发热，则津液尽随热势，蒸蒸腾达于外，更无他法可止其汗，惟有急下一法，引热势从大肠而出，庶津液不致尽越于外耳。"阳明经证有三证当急下"以救津液"。"一汗多津越于外，一腹满津枯于内，一目睛为慧，津枯于中。"大承气汤功能软坚润燥，破结除满，荡涤肠胃，急下存阴，是急下存津的良方。曰："凡用下法，皆用大承气汤，以示急于无所疑之意也。"又如：黄宗良在论述心烦一症时，也十分重视胃中津液，"至于心烦一症，乃津液内耗，大率当谓其胃，然尚有重伤津液之虑。若不由吐下所致，是津液未亏。反见心烦者，其为邪热灼胃审矣，当用调胃承气，未复何疑。然日与，亦是少少和胃以安津液之法，非下法也。"此外，黄宗良认为"伤寒，脉结代，心动悸"一证，为"真阴已亡、微邪搏聚"，治疗时"汗则津越，下则津空"，应当采取"补胃、生津、润燥以复其脉"的治疗方法。在温热病方面，喻氏提出"真阴为热邪久耗，无以制亢阳，而燎原不熄也，以故病温之人，邪退而有气犹存一线者，方可得生。""温证中发汗之法，皆用解肌。盖久郁之邪，一解肌则自散，若大汗出而重伤津液后变起矣。"总之，黄宗良的这种保胃存津的思想对后世温病学家急下存阴法的运用以及胃阴学说的创立，在人体的生理活动中占据着举足轻重的地位。《伤寒论》虽是以治外感为法，但处处照顾脾胃之气。喻氏深知仲景辨让论治之旨，秉承仲景重视胃气的思想，而且多有创新，且均产生了巨大的影响。

5. 临证时时顾护胃气

黄宗良以审胃气之厚薄为辨证立法的依据。曰："乃治伤寒家，初不量邪势之浅深，胃气之厚薄，而贸贸以从事也，实由先圣法则，未经昔贤阐绎，后学漫无入路耳。"伤寒初起，病在太阳，邪势的浅深、传变，病证的表里、虚实，决定于人体正气的虚实盛衰，而人体胃气的厚薄决定了正气的强弱，治疗时必须以顾护胃气为根本。如桂枝汤中以生姜、大枣、甘草和中。服药后啜热稀粥，都是以顾护胃气为目的，曰："桂枝气味俱薄，服过片顷，其力即尽，所以能解肌者，妙用全在啜热稀粥以助药力。谷气内充，则邪不能入。"又如小柴胡汤中用人参、甘草，顾护脾胃之元气，以防邪气乘虚而入。他在答"小柴胡汤法，去滓复煎，必有其义"时曰："是必煎至最熟。令药气并停胃中，少顷随胃气以敷布表里，而表里之邪不觉潜消默夺，所以方中既用人参、甘草，复加生姜、大枣，不厌其复，全籍胃中天真之气为干（幹）旋。"即便是阳明腑实证，下法虽为正治之法，也必须详察胃气之虚实，区别病情之轻重，分别使用大、小、调胃三承气汤，不可过用而损伤胃气。在注解《伤寒论》"病人脉已解，而日暮微烦，以病新差，人强与谷，脾胃气尚弱，不能消谷，故令微烦，损谷则愈"一段原文时，其他许多注家都认为损谷为"当小下"，而黄宗良则认为："损谷当是减损谷食，以养脾胃，不可引前条宿食例，轻用大黄，重伤脾胃也。损谷则脾胃渐趋于旺而自愈矣。"此外，黄宗良还时时注意观察胃气的厚薄盛衰，从而判断疾病的传变和转归预后。由此可见，重视胃气的有无、盛衰及存亡，是黄宗良临证施治的主要学术思想。

6. 淡养脾胃

"脾为太阴，乃三阴之长，故治阴虚者，当以滋脾阴为主，脾阴足，自能灌溉脏腑。"提倡治脾胃用淡养之法，"淡养脾胃"不仅包括药物性味，而且包括煎煮方法。养脾阴，药取淡味。认为白虎汤中用生山药代粳米效果更佳，指出："白虎汤中用粳米，古方生用。今人亦生用，薏米、芡实、山药之类，犹粳米也……盖生者汁浆稠粘，可以留恋胃肠……至于用以滋阴，可以淡渗，则不宜炒熟，尤彰彰明也。"且"兼能顾摄下焦元气．使元气素虚者，不致因服石膏、知母而作滑。"淡养脾胃，药取次煎。张氏（张锡纯）曰："慎柔和尚治阴虚劳热；专取次煎。取次煎味淡，善能养脾阴也。夫淡气归胃。"《黄帝内经》曾言之："淡能养脾阴之义。原自淡气归胃悟出，而其所以然之故，人仍多不解……土爱稼穑，稼穑作甘。盖土本无味，借稼穑之味以为味。夫无味即是淡，故人脾胃属土。凡胃之淡者皆能人脾胃也。"

7. 培土治他脏之疾

"人之脾胃属土，即一身之坤也，故亦能资生一身，脾胃健壮。多能消化食物，则全身自然健壮。"重用山药、白术、黄芪补脾土。以实后天之本；又从五脏相生相克的原理出发，认为人体的后天之本脾病可累及他脏，故将调补脾胃的治法广泛用于治疗多种慢性虚弱性疾病，久泄、经闭、劳瘵、膈食等。症候错综复杂，气血阴阳皆损，单纯补气、补血、补阴、补阳等法难以取效。惟有从治后天之本，从补脾胃入手，方能见效。这种学术思想从"治喘息方"中可略见一斑，"痰郁肺窍则作喘。肾虚不纳气亦作喘。是以论喘者恒责之肺肾两脏，未有责之于脾胃者。不知胃气宜息息下行，有时不下行而转上逆，并迫肺气亦上逆即可作喘。脾体中空。能容纳诸回血管之血，运化中焦之气，以为气血宽闲之地，有时失去中空之体，或变为紧缩，或变为胀大，以致壅激气血上逆迫肺，亦可作喘。且脾脉缓大，为太阴湿土之正象，虚劳喘嗽者，脉多弦数。与缓大之脉反对。乃脾土之病脉也。故重用山药以滋脾之阴，佐以于术以理脾之阳，脾脏之阴阳调和。自无或紧缩或胀大之虞。"虚劳喘逆，饮食减少，或兼咳喘，并治一切阴虚赢弱诸证滋脾土以生肺金的"滋培汤"，也是依据上述理论创制的。

8. 治肝胆宜升脾降胃

脾胃是人体气机升降的枢纽，脾胃的升降功能正常方能受纳、腐熟、运化水谷，排出糟粕。《素问·六微旨大论》中说"升降息则气立孤危"；张氏引黄坤载之言："肝气宜升，胆气宜降，然非脾气之上行，则肝气不生，非胃气之下行，则胆气不降……欲治肝者，原当升降脾胃培养中宫，俾中宫气化敦厚，以听肝木之自理，即有时少用理肝之药，宜不过为调理剂中辅佐之品。"阐明其"升脾补肝，降胃舒胆，治肝胆从脾胃同治着手"的学术观点。据此理论创制了"升降汤"，以升降患者脾胃之气，使之和平。方中党参、白术、黄芪健中升脾，陈皮、生鸡内金、厚朴、生姜和中健胃，白芍敛肝阴以助降胃。知母反佐川芎疏肝以助脾升，桂枝具有"善和脾胃，使脾气之陷者上升，胃气之逆者下降"的双向调节作用，此实为升降并用的良方，进一步完善了其肝病论治的辨证思想。

9. 护君相之火，助脾胃运化

黄宗良认为，君火、相火有先天后天之分，先天君火指丹田元阳，相火指命门所生之火；后天君火指心中之火，相火指胆中寄生之火。脾胃之腐熟消化水谷，必赖君、相之火相助才得以完成。食物在胃须借后天之火扶助，在肠则需先天之火温化。"然元阳之火与命门之火所化者，肠中之食也。至胃中之食，则又赖上焦之心火、中焦之胆火化之。盖心为太阳之火，如日丽中天，照临下土，而胃中之水谷遂可借其热力以熟腐。至于胆居中焦，上则近胃，下则近肠，其汁甚苦纯为火味，其气入胃既能助其宣通下行，其汁入肠更能助其化生精液。"因此，治胃中热力不足，饮食消化不良，多用药补其上焦之阳。如理饮汤，温心阳护君火，以助脾胃。治肠中热力不足，传送失职。致泄泻者。方用金匮肾气丸加补骨脂、小茴香。补其下焦之阳。护相火，以助脾运。

二、遣方用药特色

1. 滋脾阴，重用山药

黄宗良主张"治阴虚专责重于脾"。又曰："阴虚之甚者，其周身血脉津液皆就枯涸。必用汁浆最多之药，滋脏腑之阴，即－以溉周身之液。"生山药所含汁液最厚，味甘归脾，故凡治阴液亏竭之证，喜重用山药，以滋脾阴。如治虚劳喘嗽的一味薯蓣饮、珠玉二宝粥、醴泉饮、滋培汤。治阴虚劳热的资生汤，及治疗泄泻的薯蓣粥、加味天水散等，均以重用山药取效，山药少则50克，多则500克，可谓匠心独运，且对诸病之恢复期多用山药作为巩固手段。

2. 降胃气，重用赭石

黄宗良认为，赭石有六大特长：一是其重坠之力能引胃气下行；二是既能引胃气下行，更能引胃气直达肠中以通大便；三是因其饶有重坠之力，兼能镇安冲气不使上冲；四是含有金气，能制肝木之横恣，使其气不上干；五是能引浮越之相火下行；

六是性非寒凉开破，既能降胃通便，引火下行，又分毫不伤气分。阳明胃气以息息下行为顺，若胃气不下行而转上逆，即为胃失和降。因此。凡治胃气不降诸证，方中常以赭石为主药。如镇逆汤、参赭培气汤、寒降汤、温降汤、秘红丹、保元寒降汤、保元清降汤、赭遂攻结汤等，均使用了大剂量赭石。后世也总结出赭石在疗咳喘、治疼痛、平逆气、逐血瘀、和胎气、凉血热等方面，具有良效。

3. 调补脾胃，重视配伍

补益与宣通并用：如白术配鸡内金，白术健脾阳，补脾气；鸡内金性平和。善化有形淤积。兼有以脏补脏之妙。对脾胃虚弱。不能受纳运化饮食者，张氏喜用白术配鸡内金。因白术虽为补脾之主药，久服多服，亦有壅滞之弊，配善化有形淤积的鸡内金，补而不滞。在健脾化痰丸、益脾饼、资生汤、升降汤、资生通脉汤等方中均用白术配鸡内金。升降相因，如赭石配苏子。张氏曰："人之中气左右回旋，脾主升清，胃主降浊，在下之气不可一刻不升，在上之气不可一刻不降。一刻不升则清气下降。一刻不降则浊气上注。冲气上逆。"

4. 调治脾胃，攻补兼施

黄宗良创制的镇逆承气汤，是用攻补兼施之法治疗阳明腑实证的代表方。方由芒硝、赭石、生石膏、党参四味药组成。此方以攻为主，辅以党参扶正，用于治疗伤寒、温病之阳明腑实并见呕吐证。张氏曰："此证胃腑热实大肠燥结，方中何以复用党参"答曰："此证多有呕吐甚剧，并水浆不能存者，又有初病即呕吐十数日不止者。其胃气与胃中津液，必因呕吐而大有损伤，故用党参补助胃中元气；且与凉润之石膏并用，大能滋胃中津液，俾胃中气足液生。自能运转药力下魄门以通大便也。"

5. 顾护胃气，重视食疗

黄宗良十分重视饮食疗法，也体现了张氏时时不忘顾护胃气的脾胃学术思想。张锡纯博采众家之长。承古而不泥古，秉承李东垣、叶天士等医家的脾胃学术思想精髓，立足实践，勇于创新，形成了有鲜明特色的张氏脾胃学术思想，其遣方用药新颖实用。临床疗效显著，对后世医家有积极的指导意义。张氏"淡养脾胃"的学术观点．亦为后世的"脾阴学说"和"甘淡滋脾"理论，奠定了一定的学术基础。

内科医案

一、胃脘痛

案例 1：许某，女，54 岁。2018 年 4 月 28 日。

主诉：胃脘部胀痛不适半年余，再发伴恶心欲呕 4 天。舌淡，苔薄白，脉沉，诊为脾胃虚寒。

方药：淡附片 10 克、肉桂 5 克、太子参 30 克、白术 15 克、干姜 15 克、炙甘草 10 克、高良姜 5 克。

脾胃虚寒型慢性浅表性胃炎患者多为久病患者，或素体脾肾阳虚，或长期不良生活习惯等诸多原因导致。本证除了中焦脾胃虚寒外，往往伴有肾阳的不足，故在治疗时应注意温补肾阳；此外，肾中阳气不亏，也可帮助中焦脾胃阳气的恢复。故选用附桂理中汤加减治疗本病，方中太子参补脾胃之气，白术健脾化湿，与太子参合用有健脾化湿之效；干姜温补中焦阳气；淡附片温补下焦阳气，二者常相需为用；炙甘草益气健脾，调和诸药，与附子、干姜合用为四逆汤，有温阳散寒之效；肉桂可温补命门，助附子温补下焦阳气；高良姜温胃散寒，帮助干姜化中焦寒湿。

按：胃脘疼痛病位在胃，且与肝脾密切相关，每因情志失调，饮食不当诱发，临症强调脾胃分治，从叶天士脾胃分治学说。《临症指南医案》有"脾喜刚燥，胃喜柔润""脾宜升则健，胃宜降则和""太阴湿土，得阳始运，阴阳燥土，得阴自安"。患者病程较长，初因饮食生冷，饥饱失常，伤及中焦，脾胃收纳、运化功能减弱，胃失和降，气机壅滞瘀血内阻，故胃痛反复发作，日久水谷不运，水化为湿，谷反为滞，湿浊中阻，郁而不解，蕴积成热，终至湿热内蕴，阴伤液耗之虚实错杂证，故病情加重。

本例患者病情复杂，病程较长，病机虚实兼见，湿热内蕴，阴伤液耗之征等同时并存，针对这一病机特点，确立以凉润通降为基本治则，贯穿本病始终，临证应用时，融贯辨证辨病，故收良效。

案例2：李某，女，43岁。2018年2月18日。

主诉：胃脘胀满、疼痛10余年。患者10余年前因饮食无规律而致胃脘胀满、疼痛，伴胃脘烧灼样疼痛，食欲不振，大便时秘结，曾经某医院胃镜检查，诊断为"萎缩性胃炎合十二指肠球炎"。口服丽珠得乐、三九胃泰等药，症状无明显改善，舌质暗，苔少儿黄腻，脉濡细。诊为胃脘痛，证属湿热中阻，气阴不足，治以升清降浊、理气通腑。方用柴平饮加减。

方药：党参15克、柴胡10克、黄芩9克、半夏10克、枳壳14克、旋覆花12克、延胡索15克、苍术15克、陈皮15克、厚朴10克、枳实14克、吴茱萸9克、黄连6克、炒大黄30克。患者服药5剂后，大便调畅，诸症减轻，以上方加减用药1个月，而获痊愈。

按："腑以通为补"，大便正常示胃腑保持正常生理功能的基础。"浊气在上，则生䐜胀"，说明浊气不能通降会直接影响胃腑功能，同时胃腑功能正常与否，又决定大便是否正常，《黄帝内经》中"中气不足，溲便为之变，肠为之苦鸣"的记载就说明这一点。胃病伴腹泻或便秘，若采用升清降浊、宽中下气之辛味药为君药，并以燥湿坚胃、通腑宽中之苦味药为臣药，共达调畅通腑之效，则胃病诸多症状随之消失。《灵枢·平人绝谷》载"胃满则肠虚，肠满则胃虚，更虚更满，故气得上下"，又进一步说明调畅通腑与固护胃肠对全身气机条达的重要性。综上所述，可以认为调畅通腑是保持正常升清降浊生理功能的基础。

案例3: 赵某，男，45岁。2018年2月10日。

主诉: 间断胃脘疼痛3年，加重1天。患者无明显诱因下出现上中腹出现胀痛，气冲胁背，嗳气不畅，恶心欲呕，大便难解，舌红，苔黄腻，脉弦滑而数。诊为肝气犯胃兼夹湿热，治以疏肝和胃，清泄湿热，方用柴胡疏肝散加减。

方药: 柴胡15克、白芍15克、枳壳10克、郁金15克、大黄15克（后下）、芒硝15克（后冲）、甘草10克。

二诊: 2018年2月13日，服药3日后泻下2次，痛减热降，日夜进两剂，痛止热平，但饥而不敢饮食，续服2剂，去大黄。

三诊: 2018年2月20日，诸症消失。

按: 《沈氏尊生书·胃痛》说"胃痛，邪干胃脘病也……唯肝气相乘尤为甚，以木性暴，且正克也"。柴胡，白芍疏肝解郁，参清热解毒。甘草等行气止痛，诸药合用共奏疏肝利胆，清热行气之功。郁金为疏肝利胆解郁之常用药，乃血中之气药，活血行气止痛效果佳，诸药合用共奏疏肝利胆，清热行气之功。

案例4: 吴某，女，80岁。2017年12月30日。

主诉: 腹部胀满不适1月余。患者无明细诱因下出现腹部胀满不适，伴嗳气反酸，自诉口干，全身乏力，纳眠差，大便不成形，小便调。舌暗有瘀斑，苔薄白，脉沉弦弱。诊为湿浊蕴滞，肝胃不和，治法：芳香化浊，清胆和胃。

方药: 太子参12克、青蒿12克、柴胡10克、郁金12克、黄连8克、乌贼骨10克、竹茹12克、姜半夏9克、苏梗12克、炒薏苡仁20克、茯苓20克、炒枳实12克、甘草3克、生姜2克。服用14剂后随访，诸证皆消。

按: 痞满多因外邪内陷、饮食所伤、情志失调或脾胃虚弱等导致中焦气机不利或虚气留滞、升降失常，而成胸腹间痞闷满胀不适的一种自觉症状，患者感觉腹部痞塞不通，胀满难忍，但触及不到肿物。本案乃湿浊蕴滞，肝胃不和，脾虚失运所致。患者年事已高，虚实夹杂。《灵枢·平人绝谷》载"胃满则肠虚，肠满则胃虚，更虚更满，故气得上下"，又进一步说明通畅通腑与固护胃肠对全身气机条达的重要性。

案例 5：李某，女，56 岁。2017 年 11 月 15 日。

主诉：黑便 2 天 患者素有胃病史，长期服用猴菇菌片，症状基本控制，2 天前午后自觉胃中嘈杂，伴灼热感，于当夜腹痛欲便，下黑色血便，量较多。今查大便潜血极强阳性，见患者面色苍白，脉细数，舌红，苔薄黄，诊为气不摄血，方用黄土汤。

方药：党参 15 克、黄芪 20 克、炮姜碳 5 克、熟地 20 克、黄芩 10 克、白术 10克、白芍 10 克、阿胶 10 克、陈皮 10 克、赤石脂 10 克、侧柏叶 10 克、炙甘草 5 克、仙鹤草 30 克。上药服用 3 剂腹痛好转，肠鸣亦除，大便未转正常，再予上方加乌贼骨、象贝母、大蓟、小蓟，服 4 剂，大便转黄，隐血试验阴性，症状消失，随访 3 月未见复发。

按：出血一证，多因实火，亦有因虚而发者，如张景岳所言"于火热之外，则有脾胃阳虚，不能统血者……故活血者，当知虚实之要"。本案远血伴面色苍白，乃为虚寒证，是见胃络损伤，气不摄血所为，治疗取黄土汤之意，加炮姜助阳，配赤石脂、侧柏叶、仙鹤草以活血，理法方药，丝丝入扣，故能取效也速。

案例 6：林某，男，52 岁。2018 年 2 月 5 日。

主诉：乏力肢软 1 月。患者今日常感乏力、肢软，起居不慎极易感冒，或饮食不当倒是胃肠不舒而腹痛隐隐，伴有低热，体温 37.8℃，脉细数，苔薄白，舌淡红，初诊为气血两虚，脾肾不足，治以健脾益气养血。

方药：党参 15 克、白术 10 克、白芍 10 克、当归 15 克、女贞子 15 克、玉竹 10 克、黄芪 20 克、陈皮 10 克、炙甘草 5 克。

二诊：2018 年 2 月 10 日，药后精神好转，低热减退，乏力，腰酸，苔脉同上。方药：白术 10 克、白芍 10 克、党参 15 克、黄芪 20 克、当归 20 克、鸡血藤 15 克、炙甘草 5 克、旱莲草 15 克、生地 15 克、熟地 15 克、山茱萸 10 克、杜仲 15 克、川续断 15 克、陈皮 10 克。上方予 10 剂，症状消失，随诊 1 月未见复发。

按：气血为生命之本，气属阳主神，血属阴主形，其来源皆生化于脾。脾胃运化之功能衰弱，生化之源不足，即不能充养形体，灌溉全身，本例脉软低热，即其脾生血之少明证，处方从"四君""四物""当归养血汤"化裁。

案例7： 赵某，女，38 岁。2017 年 12 月 15 日。

主诉： 中上腹隐痛 1 周，患者既往有胃病史多年，每于饮食不慎，劳累过度即中脘疼痛嗳气，近因饮食过量致中脘隐痛，自觉饱胀，素有胃炎、胃下垂病史，脉弦细，苔薄腻，诊为脾胃不和，治以益气扶中，调和脾胃。

方药： 党参 15 克、砂仁 5 克、海螵蛸 20 克、代赭石 15 克、旋覆花 10 克、枳壳 10 克、炙黄芪 20 克、白术 10 克、白芍 10 克、茯苓 15 克、象贝母 10 克、柴胡 10 克、延胡索 10 克、炙甘草 5 克。服药 1 周，诸症均减，继续服用 5 天告愈。

按： 此患者乃因久病，水谷纳少，脾胃气虚，复又因饮食不慎，致病郁而成，肝胃不和之候，故治疗时用香砂六君健运中焦，旋覆花，代赭石和胃降逆，枳壳、柴胡、延胡索疏肝和胃，服药 1 周脘痛减轻，继续用药后告愈。大凡治胃之法，以通为要，实者祛邪为通，虚者以解为通，取其"通则不痛"之理。

案例8： 钱某，女，65 岁。2018 年 1 月 5 日。

主诉： 腹胀伴水肿20余天。患者既往有血吸虫、肝硬化病史多年，症见形体消瘦，面色暗滞，气稍短，腹部隆起，双下肢重度凹陷性水肿，腹围87cm。脉细，苔薄质暗，诊为肝脾亏虚，治以健脾利水。

方药： 党参 15 克、白术 10 克、茯苓 15 克、猪苓 15 克、大腹皮 10 克、泽泻 10 克、当归 15 克、葫芦巴 10 克、青皮 10 克、鳖甲 10 克、鸡内金 10 克。服药 3 月，症状消失。

按： 本例为血吸虫病，肝硬化腹水，多系虚中夹实，乃为脾土虚弱，运化失职，升降失衡，清浊相混，水湿内聚，因病日久，腹鼓水盛，如至虚有盛候，肝脾肾皆亏虚，气血不足为本，腹水邪实为标，治病求本，故予攻补兼施，扶正达邪，方用"五苓散"加减。

案例9： 区某，男，28 岁。2018 年 3 月 4 日。

主诉： 患者 3 年前因家人车祸身亡，故悲伤啼哭数日，致胸闷、嗳气频作、胃脘疼痛绵绵不休、不思纳谷。经多方治疗未效。检阅前医多投以疏肝解郁、理气降逆之品。刻诊：胃宇隐痛、胸闷暖气、泛恶纳少、口淡不渴、二便尚调、舌质淡红、苔薄、脉细弦。证属肺气郁闭、胃失和降。治以开肺降胃为法。

方药： 杏仁、橘梗、前胡、法半夏、枳壳各 10 克、炙枇杷叶 20 克、陈皮 6 克。上方服 3 剂。方中杏仁主降。橘梗主升，开宣肺气；枳壳、法半夏、陈皮理气和胃，更得枇杷叶理肺下气，又兼理脾胃，使肺胃和、疼痛止。复诊胸闷若失，脘痛亦减，继服 3 剂，诸症悉除。

按： 胃痛为临床常见病，其病机有肝气犯胃、湿热郁滞、脾胃虚寒、胃阴不足、瘀血阻络等。胃病一证，病机较为复杂. 治疗必须知常达变，不可徒执一端。经云："诸气胸郁皆属于肺"，又"悲伤肺"。患者悲忧、伤肺、肺气郁闭。肺胃失和。

案例 10： 管某，男，12 岁。2017 年 12 月 24 日。

主诉： 间断呕吐 3 月，加重伴腹痛 5 天余。症状发作时空腹为甚，喜按，干呕，吐涎沫，食后即吐，纳少、便干，舌淡苔白，脉弦紧。患者 5 天前于外院行胃镜示：反流性食管炎，浅表性胃炎；中下消化道造影、腹部 CT 均未见明显异常；诊断为腹痛待查：（1）浅表性胃炎。（2）反流性食管炎。四诊合参，辨证为肝寒犯胃，脾胃气虚，夹有痰瘀。《伤寒论》中原文第 378 条日："干呕吐涎沫，头痛者，吴茱萸汤主之。"原文第 243 条日："食谷欲呕，属阳明也，吴茱萸汤主之。"《医宗金鉴》云："干呕者，有声无物之谓也；吐涎沫者，清涎冷沫随吐而出也。此由厥阴之寒上干于胃也。"故治以缓急止痛，温中降浊，兼化痰瘀，拟吴茱萸汤合保和丸加减治之。

方药： 吴茱萸 6 克、党参 10 克、生姜 10 克、白芍 15 克、橘皮 10 克、半夏 10 克、砂仁 6 克、佛手 6 克、延胡索 10 克、神曲 10 克、焦山楂 10 克、蒲公英 10 克、大枣 3 枚、甘草 6 克。水煎服，3 剂。嘱：忌寒凉、腌制、刺激食物。

二诊： 2017 年 12 月 31 日，服药 2 小时呕吐止，饭后 3 小时未吐，次日上午吐 2 次，3 剂毕，腹痛明显缓解，时干呕，吐涎沫，大便正常，舌淡，苔薄白，脉弦。拟前方去佛手，加茯苓 10 克、厚朴 10 克以和中降浊。水煎服，7 剂。嘱：同初诊。

三诊： 2018 年 1 月 10 日，患儿无腹痛，不吐，余无不适，大便调。前方去吴茱萸、干姜、延胡索、香附，加炒麦芽 10 克、炒白术 10 克、鸡内金 6 克以健脾和胃。水煎服，7 剂。嘱：忌寒凉，注重调养。1 月后电话随访，无发作。

按： 小儿生理上"肝常有余，脾常不足"，因此脾土受邪，易为肝木所乘。临证见腹痛，多从肝论治。本案正是通过辨证，四诊合参，诊为肝寒犯胃，脾胃气虚之证，方中吴茱萸，辛苦而温，可暖肝胃，散寒气，下气降浊，为方中主药；生姜辛温，温胃化饮，降逆止呕；配以党参之甘温、大枣之甘平，补虚合中；延胡索理气止痛；白芍和营缓痛；神曲、焦山楂消食健胃；橘皮、半夏、砂仁疏肝和胃降逆。诸药合用，共奏缓急止痛，温中降浊之效。另浅表性胃炎为一种慢性胃黏膜浅表性炎症，是慢性胃炎中最多见的一种类型，其致病因素未完全明了，治疗上也无特异性药物。反流性食管炎为胃内容物反流至食管引起，俗称"烧心病"，病因与发病机制未明，目前亦无特效治疗方法。故本病以中医治疗有一定优势。

案例 11： 李某，男，58 岁。2017 年 11 月 14 日就诊。

主诉： 反复胃脘隐痛 4 年余，加重半月。患者于半月前不慎进食生冷食物后，胃脘隐痛症状加重，得温疼痛稍减，遇热加重，胃纳差，完谷不化，五更泄泻。诊见面色无华，汗多，自汗，舌质淡，舌苔白腻，脉虚弦。诊断为胃脘痛，证属脾肾阳虚，治疗以经验方补脾益肾汤加减。

方药： 主要药物组成有山萸肉 15 克、补骨脂 10 克、炒白术 15 克、炙黄芪 25 克、红枣 10 克、党参 20 克、当归 10 克、炙甘草 6 克、茯苓 15 克、远志 5 克、酸枣仁 10 克、木香 6 克、桂圆肉 10 克、柏子仁 15 克、五味子 6 克、浮小麦 30 克、炒麦芽 15 克、神曲 10 克、生姜 10 克，7 剂，水煎服，每日 1 剂。

按： 方中用补骨脂补命门之火以温补脾阳之土，山萸肉补益肝肾，止汗，为君药；臣以党参、白术、茯苓、黄芪以益气健脾，以及当归、桂圆肉、红枣加强温补脾土的功效；远志、酸枣仁、柏子仁、五味子交通心神，补心安神，浮小麦敛汗，木香醒脾行气，炒麦芽、神曲、生姜健脾开胃，为佐；炙甘草调和诸药为使；共同起到温补脾肾阳气，祛湿止痛等的效果。辨证时以胃隐痛，遇寒加重，纳呆食少为重点。患者连服上方 1 个半月后病情愈，半年随访无复发。

案例 12： 余某，男，38 岁。2018 年 1 月 20 日初诊。

主诉： 胃痛伴解黑便 3 天。自诉平素嗜食烟酒，3 天前开始出现胃脘隐痛，并伴有解柏油样黑便，每日 1 次，量少，未觉异常。2 天排 3 次黑便，每次量约为 100 克、并有低热，面色苍白，头昏乏力。诊见面色苍白，胃脘隐痛，解柏油样便，低热，头昏乏力，纳少懒言，舌淡苔薄白，脉沉细，诊断为便血，证属气虚不摄，治疗以补中益气汤加减以益气养血，健脾养胃。

方药： 主要药物组成有生黄芪 60 克、白术 30 克、陈皮 10 克、红参（另炖）10 克、当归 15 克、橘梗 10 克、炒枳壳 25 克、神曲 10 克、柴胡 10 克、升麻 10 克、炙甘草 10 克。7 剂，水煎服，每日 1 剂。

按： 方中重用黄芪甘温补气，升阳固表，为君药；白术、红参、炙甘草补气健脾为臣，与黄芪合用，可以加强补中益气的功效；当归养血和血，加强生气补气之功，陈皮、炒枳壳行气和胃，补而不滞，共为佐；橘梗、升麻、柴胡引清气上行，升阳举陷，协助君药以提升下陷之中气；神曲醒脾开胃为佐使；炙甘草调和诸药，为使药。以上药物配合使用，可以起到补中益气、甘温除热，缓急止痛的效果。辨证时以胃痛，胸腹有热感，纳差口苦为重点。服 7 剂后患者即热退，恐其温燥太过，续以上方减柴胡至 6 克、红参 10 克换成党参 30 克、加红枣 10 克、再投 14 剂以巩固疗效，患者黑便症状消失。嘱咐患者注意调理饮食，远离烟酒，顾护脾胃，复查血常规正常。半年后随访患者无复发。

案例 13： 蔡某，男，48 岁。2018 年 4 月 28 日。

主诉： 胃脘部胀痛不适 1 月余，再发伴恶心欲呕 4 天。舌淡红，苔薄白，脉沉，诊为脾胃虚寒。

方药： 淡附片 10 克、肉桂 5 克、太子参 30 克、白术 15 克、干姜 15 克、炙甘草 10 克、高良姜 5 克。

脾胃虚寒型慢性胃炎患者多为久病患者，因素体脾肾阳虚，长期不良生活习惯等诸多原因导致。本证除了中焦脾胃虚寒外，往往伴有肾阳的不足，故在治疗时应注意温补肾阳；此外，肾中阳气不亏，也可帮助中焦脾胃阳气的恢复。故选用附桂理中汤加减治疗本病，方中太子参补脾胃之气，白术健脾化湿，与太子参合用有健脾化湿之效；干姜温补中焦阳气；淡附片温补下焦阳气，二者常相需为用；炙甘草益气健脾，调和诸药，与附子、干姜合用为四逆汤，有温阳散寒之效；肉桂可温补命门，助附子温补下焦阳气；高良姜温胃散寒，帮助干姜化中焦寒湿。

按：胃脘疼痛病位在胃，且与肝脾密切相关，每因情志失调，饮食不当诱发，临症强调脾胃分治，从叶天士脾胃分治学说《临症指南医案》有"脾喜刚燥，胃喜柔润""脾宜升则健，胃宜降则和""太阴湿土，得阳始运，阳明燥土，得阴自安"。患者病程较长，初因饮食生冷，饥饱失常，伤及中焦，脾胃收纳、运化功能减弱，胃失和降，气机壅滞瘀血内阻，故胃痛反复发作，日久水谷不运，水化为湿，谷反为滞，湿浊中阻，郁而不解，蕴积成热，终至湿热内蕴，阴伤液耗之虚实错杂证，故病情加重。患者病程较长，湿热内蕴，阴伤液耗之征等同时并存，针对这一病机特点，确立以凉润通降为基本治则，贯穿本病始终，临证应用时，融贯辩证辨病，故收良效。

案例14：肖某，女，84岁。2018年1月15日。

主诉：黑便7小时缘患者无明显诱因下出现便血，为黑色血便，量不详。今查大便潜血极强阳性，见患者面色苍白，脉细数，舌红，苔薄黄，诊为气不摄血，方用黄土汤。

方药：党参15克、黄芪20克、炮姜碳5克、熟地20克、黄芩10克、白术10克、白芍10克、阿胶10克、陈皮10克、赤石脂10克、侧柏叶10克、炙甘草5克、仙鹤草30克。

上药服用3剂腹痛好转，肠鸣亦除，大便未转正常，再予上方加乌贼骨、象贝母、大蓟、小蓟，服4帖，大便转黄，隐血试验阴性，症状消失，随访三月未见复发。

按：便血一证，多因实火，亦有因虚而发者，如张景岳所言"于火热之外，则有脾胃阳虚，不能统血者……故活血者，当知虚实之要"。本案远血伴面色苍白，乃为虚寒证，因胃络损伤，气不摄血所为，治疗取黄土汤之意，加炮姜助阳，配赤石脂、侧柏叶、仙鹤草以活血，理法方药，丝丝入扣，故能取效也速。

案例 15：秦某，男，52 岁。2018 年 2 月 15 日。

主诉：纳差伴乏力 1 月。患者无明显诱因下出现不欲饮食，全身乏力，脉细数，苔薄白，舌淡红，诊为气血两虚，脾肾不足，治以健脾益气养血。

方药：党参 15 克、术 10 克、芍 10 克、当归 15 克、女贞子 15 克、玉竹 10 克、黄芪 20 克、陈皮 10 克、炙甘草 5 克，予 10 剂后症状消失，随诊 1 月未见复发。

按：气血为生命之本，气属阳主神，血属阴主形，其来源皆生化于脾。脾胃运化之功能衰弱，生化之源不足，即不能充养形体，灌溉全身。

案例 16：陈某，男，33 岁。2018 年 4 月 18 日。

主诉：胃脘胀满、疼痛 12 余年。患者 12 余年前无明显诱因出现胃脘胀满、疼痛，为间断性刺痛，纳差乏力，大便时秘结，曾经某医院胃镜检查，诊断为"萎缩性胃炎合十二指肠球炎"。舌质暗，苔少而黄腻，脉濡细。诊为胃脘痛，证属湿热中阻，气阴不足，治以升清降浊、理气通腑。方用柴平饮加减。

方药：党参 15 克、柴胡 10 克、黄芩 9 克、半夏 10 克、枳壳 14 克、旋复花 12 克、延胡索 15 克、苍术 15 克、陈皮 15 克、厚朴 10 克、枳实 14 克、吴茱萸 9 克、黄连 6 克、炒大黄 30 克。患者服药 5 剂后，大便调畅，诸症减轻，以上方加减用药 1 个月，而获痊愈。

按："腑以通为补"，大便正常示胃腑保持正常生理功能的基础。"浊气在上，则生䐜胀"，说明浊气不能通降会直接影响胃腑功能，同时胃腑功能正常与否，又决定大便是否正常，《内经》中"中气不足，溲便为之变，肠为之苦鸣"的记载就说明这一点。胃病伴腹泻或便秘，若采用升清降浊、宽中下气之辛味药为君药，并以燥湿坚胃、通腑宽中之苦味药为臣药，共达调畅通腑之效，则胃病诸多症状随之消失。《灵枢平人绝谷》载"胃满则肠虚，肠满则胃虚，更虚更满，故气得上下"，综上所述，调畅通腑是保持正常升清降浊生理功能的基础。

案例 17：孙某，男，62 岁。2018 年 1 月 11 日。

主诉：间断胃脘疼痛 2 年，加重 3 天。患者无明显诱因下出现上中腹出现胀痛，嗳气、恶心欲呕、大便难解、舌红、苔黄腻、脉弦滑而数。诊为肝气犯胃兼夹湿热，治以疏肝和胃，清泄湿热，方用柴胡疏肝散加减。

方药：柴胡 15 克、白芍 15 克、枳壳 10 克、郁金 15 克、大黄 15 克（后下）、芒硝 15 克（后冲）、甘草 10 克。服 10 剂，未见复发。

按：《沈氏尊生书胃痛》说"胃痛，邪干胃脘病也……唯肝气相乘尤为甚，以木性暴，且正克也"柴胡，白芍疏肝解郁，参清热解毒。甘草等行气止痛，诸药合用共奏疏肝利胆，清热行气之功。郁金为疏肝利胆解郁之常用药，乃血中之气药，活血行气止痛效果佳，诸药合用共奏疏肝利胆，清热行气之功。

案例 18：邓某，男，42 岁。2018 年 3 月 18 日。

主诉：小腹部隐隐作痛，时断时续，痛时欲解大便，纳差，舌暗淡，苔白滑，右脉缓弱，左略细弦。肠镜检查示：溃疡性结肠炎。经辨证为脾虚湿滞，血络不通。处以桂枝汤合四君子汤加减。

方药：桂枝 15 克、自芍 15 克、炮姜 10 克、炙甘草 20 克、制附片 10 克、法半夏 10 克、生白术 20 克、茯苓 15 克、薏苡仁 20 克、败酱草 10 克、艾叶 15 克、党参 20 克。一月后回访，患者诉腹痛已完全消失。

按：本病中，患者舌暗淡苔白滑，纳差，脉缓弱提示中焦脾阳虚衰，痰湿停积。小腹隐痛，左脉微细弦提示脾络不通。正是由于阳虚痰湿阻滞，气血不通，郁而化热，才出现脾络不通。脾阳不足为本，脾络不通为标。只有以温运脾阳为主，辅以散结泄热才是治疗本病的关键。方中制附片与法半夏合用，辛温发散，破除阴寒积滞，制附片温肾阳以暖脾阳，桂枝，炮姜温通脾脏气血，党参、白术、茯苓、炙甘草合用，即四君子汤之义，健益脾气，淡渗脾湿，败酱草《本草正义》曰"此草有陈腐气，故以败酱得名，能清热泄结"艾叶温经散寒，增君药之阳以化湿气。

案例 19：白某，男，48 岁。2017 年 11 月 9 日。

主诉：胃脘疼痛反复呕吐 3 年余，曾经西医多次治疗收效甚微。患者形体消瘦，面色萎黄，胃脘胀满，晨起泛吐清水，不思饮食，畏寒，腹部常有振水音，大便溏，舌质淡红，苔薄白滑润，脉细弦。上消化道钡餐透视诊断为胃炎（胃中见有大量空腹潴留液）。辨证属中阳不振，水饮内停，治以温阳化饮为法，方选苓桂术甘汤加味。

方药：茯苓 20 克、桂枝 20 克、白术 20 克、甘草 6 克、制半夏 10 克、枳壳 10 克、柴胡 10 克、党参 10 克、陈皮 12 克、黄芪 15 克、山药 15 克、薏苡仁 20 克、生姜 5 片。上方服 5 剂呕吐即止，脘胀减，纳增，后仍以苓桂术甘汤为主方，稍事调整，服药 20 余剂病愈。

按：本病患者主症见有呕吐清水，畏寒。腹中振水音，舌苔白滑，脉细弦。结合现代医学检查上消化道钡餐透视诊断为胃炎（胃中见有大量空腹潴留液）。辨证与辨病相结合，诊为痰饮病，治宗仲圣："病痰饮者当以温药和之。"之旨，方用苓桂术甘汤加味。方中制半夏、陈皮、生姜和胃化饮，降逆止呕，党参、黄芪益气健脾。茯苓、山药、薏苡仁健脾渗湿，诸药合用，俾中阳健、水饮消、呕吐止，而病愈。

案例 20：李某，男，33 岁。

主诉：面赤惊悸发热，形体羸瘦，不时面白，嗳气下气，时常停食，服保和丸及清热等药。面赤惊悸，心神怯也；面白嗳气，心火虚也；大便下气，脾气虚也。此皆禀心火虚，不能生脾土之危症，前药在所当禁者。不信，又服枳术丸、镇惊等药，而诸症益甚，大便频数，小腹坠胀，脱肛痰涎，饮食日少。用六君子汤为主，佐以补心丸，月余饮食少进，痰涎少止，又用补中益气汤送四神而愈。毕姻后，病复作坠，时至仲冬，面白或黧色，手足冷，喜食胡椒、姜物，腹中不热，脉浮，按之微细，两尺微甚，乃用八味丸，元气复而形气渐充。年至二十，苦畏风寒，面目赤色，发热吐痰，唇色赤裂，食椒姜之物唇口即破，痰热愈甚，腹中却不热，诊其脉或如无，或欲绝，此寒气逼阳于外，内真寒而外假热也，仍用八味丸而诸症顿愈"。

按：《理虚元鉴》强调"治虚有三本，肺、脾、肾是也。肺为五脏之天，脾为百骸之母，肾为性命之根，治肺、治脾、治肾，治虚之道毕矣"。本案中面白嗳气、大便下气，皆是因为心火虚，不能生脾土所致。前医认识上存在误区，认为是心神不宁、脾胃失于健运，故进一步应用消食导滞、镇静安神之药，使得病情加重，于是出现大便频数、小腹坠胀、脱肛痰涎、饮食日少症状。首选六君子汤健脾除湿来恢复饮食，以固护胃气。然后针对小腹坠胀、脱肛痰涎等中气下陷的症状选用补中益气汤，使中气升，症自除，同时应用四神丸协同补中益气汤来治疗大便频数的症状。婚后病复作坠，面白或黧色，手足冷，喜食胡椒、姜物，腹中不热，此乃真寒假热之候，脉浮为风寒在表，按之微细，两尺微甚，乃元气亏虚，不能鼓动脉搏所致，故用八味丸大补元气，驱邪外出，以恢复形气。年至二十所出现的苦畏风寒，面目赤色，发热吐痰，唇色赤裂，食椒姜之物唇口即破，痰热愈甚，腹中却不热，诊其脉或如元，或欲绝，为寒气在内，阳气浮于外，内真寒而外假热，故仍用八味丸补元气以驱体内之寒邪外达，使体内阴阳恢复平衡，诸症自愈。

案例 21： 黄某，男，26 岁。2018 年 3 月 24 日。

主诉： 便秘 2 周余，大便平均 2 ~ 5 天 1 次，大便干燥，排便费力，腹胀满，用力重时小腹疼痛，饥而食不下，舌淡暗苔白，左脉缓弱无力，右脉弦。经辨证为阳虚寒湿，气血滞涩。方用桂枝加芍药汤加减。

方药： 桂枝 20 克、白芍 15 克、炮姜 15 克、炙甘草 12 克、酒大黄 12 克、厚朴 20 克、橘梗 15 克、枳壳 15 克、麻子仁 12 克、柴胡 20 克。患者服药一周后复诊诉大便通畅，纳食转佳，腹痛消失。

按： 该患者之便秘，标为大肠气机阻滞，本为脾脏气血不通，正是由于脾阳虚衰，寒湿停积日久化热。致使脾脏气血不通，影响大肠气机运行所致，左脉缓弱，舌淡即脾虚寒湿的基本表现，因此，治宜温通脾脏气血为主，通调大肠气机为辅。方中桂枝温通脾中气血，芍药取其入脾脏血分，散积泄热，炮姜温阳止痛，协助桂枝温脾，炙甘草补益脾气，橘梗、枳壳、厚朴行气化湿，消积导滞，麻子仁润肠通便，柴胡通调气机，大黄消散血中积滞。

案例 22： 屠某，男，44 岁。2017 年 10 月 20 日。

主诉： 大便稀溏 2 年余，胃脘痞满 3 月。现病史：2 年发现乙肝大三阳，经治疗转为乙肝小三阳，后转化为肝硬化、肝大、肝功能异常。现大便不成形，胃脘胀满，肠鸣，便溏，大便每日 2 ~ 5 次，手足心热，身倦乏力，精神不振，纳差，舌绛红苔白厚，脉细。西医诊断：肝硬化。中医诊断：鼓胀，证属脾胃阴虚，运化失司。

治宜滋脾阴，和胃气，助运化。

方药：太子参 15 克、茯苓 15 克、白术 15 克、薏苡仁 18 克、山药 15 克、南沙参 12 克、陈皮 12 克、葛根 15 克、石斛 10 克、荷叶 10 克、莲子肉 10 克、炒麦芽 30 克、五味子 10 克、滑石 18 克、防风 9 克、淡豆豉 12 克、炙甘草 6 克、煨生姜 6 克。服药 7 剂后，诸症减轻，肠鸣消失，去滑石、防风，加建曲 15 克、白扁豆 10 克、续服。约 30 剂后，大便调和，纳食馨香，胃脘舒适，复查肝功能恢复正常。故改汤为散，转而治肝，宜健脾活络以治痞积。处方：黄芪 100 克、党参 60 克、太子参 60 克、南沙参 60 克、茯苓 90 克、白术 60 克、薏苡仁 90 克、山药 60 克、陈皮 60 克、麦芽 60 克、鸡内金 100 克、白扁豆 30 克、当归 60 克、丹参 60 克、郁金 45 克、姜黄 45 克、三棱 30 克、莪术 30 克、丝瓜络 60 克、土鳖虫 30 克、鳖甲 60 克、龟甲 60 克。共研细末，10 克／次，3 次／天。服药 3 天后，复查肝脏明显缩小，回声较前改善。

按：此例患者因乙肝经前医清热利湿解毒中药治疗 3 个月，伤及脾胃，致大便不成形；后用活血解毒散结中药治肝硬化，更增胃脘痞满。乃过用苦寒，损伤脾胃，治肝忘脾。谨遵"见肝之病，知肝传脾，当先实脾"之名训，健脾胃而治肝，使鼓胀顽疾逐渐向愈。

案例 23：王某，女，42 岁。

主诉：便秘 3 周余，大便平均 3 天一次，大便干燥，排便费力，腹胀满，用力重时小腹疼痛，饥而食不下，舌淡暗苔白，右脉缓弱无力，左脉弦。经辨证为阳虚寒湿，气血滞涩。方用桂枝加芍药汤加减。

方药：桂枝 30 克、白芍 40 克、炮姜 15 克、炙甘草 20 克、郁李仁 20 克、酒大黄 5 克、枳壳 15 克、厚朴 20 克、柴胡 20 克。患者服药一周后复诊诉大便通畅，纳食转佳，腹痛消失。

按：该患者之便秘，标为大肠气机阻滞，本为脾脏气血不通，正是由于脾阳虚衰，寒湿停积日久化热。致使脾脏气血不通，影响大肠气机运行所致，左脉缓弱，舌淡即脾虚寒湿的基本表现，因此，治宜温通脾脏气血为主，通调大肠气机为辅。

方中桂枝温通脾中气血，芍药取其入脾脏血分，散积泄热，炮姜温阳止痛，协助桂枝温脾，炙甘草补益脾气枳壳、厚朴行气化湿，消积导滞，郁李仁润肠通便，柴胡通调气机，大黄消散血中积滞。

案例 24： 王某某，男，78 岁。

主诉： 春节后自觉脘腹作胀，食后尤甚，体倦神疲，服助消化剂得缓，而未治疗。因劳累过度，腹胀加重，在当地医院检查肝功能异常，上消化道钡透示：食道下端静脉曲张，B 超示：肝硬化腹水、脾肿大。自服中西药物治疗。诊见：面色萎黄，形体消瘦，面部浮肿。脘腹胀满，青筋显露，纳后腹胀甚，大便溏薄。小便量少，下肢亦肿。舌苔薄白而微腻，根部微黄，脉沉数。证属脾虚气滞，水湿内停。病久及肾。治拟健脾益气，温阳行水。

方药： 猪苓、泽泻、大腹皮、牛膝、楮实子、桂枝、炒白术、汉防己各 10 克、仙灵脾、陈葫芦各 20 克。茯苓、黄芪各 30 克。服 15 剂，肿消，胀减。继予上方，服数十剂，诸症悉除，复查 B 超未见异常。

按： 膨胀之成，缘肝、脾、肾三脏失调，气、血、水三焦阻滞。章老在整体调节的基础上，重视运脾启中，以筑堤制水，因膨胀病根在脾，腹为肝、脾、肾三阴聚集之地。且脾在三阴之中居首要地位。"脾为三阴之长，乃阴中至阴，"为人体水液转输之枢纽。《素问·经脉别论》谓"脾气散精，上归于肺，通调水道。下输膀胱。"惟脾气虚衰、转输失职，水邪始得窃居腹中，形成腹水。诚如《杂病源流犀浊·肿胀源流》概括所述"肿胀病根在脾，脾阳受损，胃虽纳谷，脾运不化，或由怒气伤肝，渐蚀其脾，脾虚之极。故阴阳不变，清浊相混。隧道不通，郁而为热，热留湿，湿热相生，故其腹胀大。然水惟畏土。"故拟健脾益气，启中利湿消水法、俾脾土健运，中州泰安，则水湿易除。又水为阴邪。非阳不化，而健脾益气药之药性又多偏守而走，如党参、白术、甘草类。临床有用之反见堤高水涨，直至胸膈者。此乃土被水淹。脾阳受遏，失却宣展之机，治宜动静结合，健运温补利水而不伤阴，白术健运脾胃，桂枝温阳化气。如湿热不显，亦可选加干姜、附子、仙灵脾等，俟从水中取火。温肾化气，盖离照当空，则阴霾自散，阳气蒸动，则水湿易化。水去土旺，则土得生气，脾土健运则水有所制，而腹水自除。

案例 25： 刑某，男，38 岁。2018 年 2 月 24 日。

主诉： 胃脘部胀痛不适 1 月余。舌红，苔薄白，脉沉，诊为脾胃虚寒。

方药： 淡附片 10 克、肉桂 5 克、太子参 30 克、白术 15 克、干姜 15 克、炙甘草 10 克、高良姜 5 克。脾胃虚寒型慢性胃炎患者多为久病患者，因素体脾肾阳虚，长期不良生活习惯等诸多原因导致。本证除了中焦脾胃虚寒外，往往伴有肾阳的不足，故在治疗时应注意温补肾阳；此外，肾中阳气不亏，也可帮助中焦脾胃阳气的恢复。故选用附桂理中汤加减治疗本病，方中太子参补脾胃之气，白术健脾化湿，与太子参合用有健脾化湿之效；干姜温补中焦阳气；淡附片温补下焦阳气，二者常相需为用；炙甘草益气健脾，调和诸药，与附子、干姜合用为四逆汤，有温阳散寒之效；肉桂可温补命门，助附子温补下焦阳气；高良姜温胃散寒，帮助干姜化中焦寒湿。

按： 叶天士脾胃分治学说《临症指南医案》有"脾喜刚燥，胃喜柔润""脾宜升则健，胃宜降则和""太阴湿土，得阳始运，阴阳燥土，得阴自安"。患者病程较长，初因饮食生冷，饥饱失常，伤及中焦，脾胃收纳、运化功能减弱，胃失和降，气机壅滞瘀血内阻，故胃痛反复发作，日久水谷不运，水化为湿，谷反为滞，湿浊中阻，郁而不解，蕴积成热，终至湿热内蕴，阴伤液耗之虚实错杂证，故病情加重。患者病程较长，湿热内蕴，阴伤液耗之征等同时并存，针对这一病机特点，确立以凉润通降为基本治则，贯穿本病始终，临证应用时，融贯辨证辨病，故收良效。

案例 26： 徐某，女，36 岁。2017 年 12 月 14 日。

主诉： 首诊，外地胃镜示 CS 克伴糜烂，HP（++），已服用三联抗菌药 8 周余。本次症见：纳可，欲嗳不得，不反酸，上腹胀痛，大便日 1 次，舌胖苔薄，脉细滑，口苦。

方药： 党参 15 克、炒白术 15 克、清半夏 9 克、黄连 6 克、吴茱萸 6 克、乌贼骨 30 克、苏子、苏叶各 12 克、枳实 15 克、砂仁 9 克（后下）、白豆蔻 6 克（后下）、丹参 24 克、滑石 10 克（包煎）、延胡索 12 克、川楝子 9 克、炙甘草 6 克、拟 7 剂，水煎服，日 1 剂。未随访。

按：此患者似虚不受补，又绝非虚性体质，患者稍补即火上冲，此火为肝肾阴火上冲也，若清泻胃火，则误矣。治宜清肝火，平冲逆。

案例 27：何某，女，28 岁。2017 年 11 月 30 日。

主诉：胃脘疼痛反复呕吐 1 月。患者形体消瘦，面色萎黄，胃脘胀满，晨起泛吐清水，不思饮食，畏寒，腹部常有振水音，大便溏，舌质淡红，苔薄白滑润，脉细弦。上消化道钡餐透视诊断为胃炎。辨证属中阳不振，水饮内停，治以温阳化饮为法，方选苓桂术甘汤加味。

方药：茯苓 20 克、桂枝 20 克、白术 20 克、甘草 6 克、制半夏 10 克、枳壳 10 克、柴胡 10 克、党参 10 克、陈皮 12 克、黄芪 15 克、山药 15 克、薏苡仁 20 克、生姜 5 片。上方服 5 剂呕吐即止，脘胀减，纳增，后仍以苓桂术甘汤为主方，稍事调整，服药 20 余剂病愈。

按：本病患者主症见有呕吐清水，畏寒。舌苔白滑，脉细弦。结合现代医学检查上消化道钡餐透视诊断为胃炎。辨证与辨病相结合，诊为痰饮病，治宗仲圣："病痰饮者当以温药和之。"之旨，方用苓桂术甘汤加味。方中制半夏、陈皮、生姜和胃化饮，降逆止呕，党参、黄芪益气健脾。茯苓、山药、薏苡仁健脾渗湿，诸药合用，俾中阳健、水饮消、呕吐止，而病愈。

案例 28：顾某，男，81 岁。2017 年 12 月 30 日。

主诉：右腹部胀痛 3 月，患者右腹部胀痛不适，呈间断性，每因情志变化时疼痛加剧，烦躁易怒，胃纳差，苔薄腻，脉细弦，诊为肝郁气结，治以理气散结，方用逍遥散加减。

方药：柴胡 9 克、当归 9 克、白术 12 克、茯苓 12 克、白芍 12 克、生甘草 6 克、昆布 24 克、夏枯草 24 克、贝母 12 克，服药 21 剂后未见复发。

按：本病系肝气郁结，日久化火，故在治疗时以逍遥散的柴胡疏肝解郁，白术、茯苓、当归、芍药等药益气养血。促进血行，提高机体功能活力，消补结合，使补不碍滞，消不伤正，相辅相成，共奏消散之功。

案例 29： 高某，男，49 岁。2018 年 1 月 23 日。

主诉： 中上腹不适 3 月，中上腹胀满不适，嗳气或矢气后腹胀缓解，食后感腹胀加剧，嗳气，反酸，舌淡，苔白，脉细濡，二便调。诊为脾胃虚弱，正气不足，治以益气健脾。

方药： 党参 10 克、白术 10 克、广木香 15 克、白蔻仁 15 克、茯苓 15 克、白芍 10 克、天龙 6 克、服用 7 剂，未见复发。

按： 患者初诊时表现为正气不足，脾胃虚弱，治以益气健脾，以助脾胃运化，由于配伍得当，相辅相成故一举收效。

案例 30： 王某，男，51 岁。2017 年 9 月 1 日。

主诉： 解黏液脓血便 1 月，患者于 2017 年 4 月于外院诊断为直肠 CA 行手术切除术，术后予放疗治疗，症见面色萎黄，疲倦乏力，感腹胀，胃纳欠佳，白血球一般维持在 3000 ～ 3500，苔薄，脉细弦，诊为脾胃虚弱，气机不畅，治以益气健脾。

方药： 党参 12 克、白术 12 克、茯苓 24 克、白扁豆 30 克、陈皮 6 克、黄芪 30 克、仙鹤草 30 克、败酱草 30 克、莪术 30 克、山楂 12 克、六曲 12 克、大腹皮 12 克、三棱 30 克、女贞子 30 克。

复诊： 服药 2 周后胃纳转佳，腹胀减轻，于上方加减，改生黄芪 60 克加莱菔子 20 克、白花蛇舌草 30 克、坚持服药随诊至今，症情稳定。

按： 患者肠 CA 术后根据辨证属脾胃虚弱，气机不畅故治疗上着重益气健脾，各种症状均得到改善，患者白血球偏低，故方中加大量生黄芪，女贞子，以期达到升高白血球作用。

案例 31： 钟某，女，65 岁。2016 年 5 月 14 日。

主诉： 胃脘痛 4 年余，加重 1 个月。有慢性胃炎病史 4 年伴五更泄 1 年，1 个月前稍有不慎进食了冷冻食物，症状加重，胃脘部隐隐作痛，得温疼痛稍减，胃纳差，完谷不化。诊见面色无华，盗汗，汗多，舌质淡，舌苔白腻，脉虚弦。诊断为泄泻，证属脾肾阳虚，治疗以经验方补脾益肾汤加减。

方药： 补骨脂 10 克、山萸肉 15 克、炙黄芪 25 克、炒白术 15 克、生姜 10 克、红枣 10 克、党参 20 克、当归 10 克、炙甘草 6 克、茯苓 15 克、远志 5 克、酸枣仁 10 克、木香 6 克、桂圆肉 10 克、柏子仁 15 克、五味子 6 克、夜交藤 10 克、浮小麦 30 克、炒麦芽 15 克、神曲 10 克、莱菔子 15 克，7 剂，水煎服，每日 1 剂。患者连服上方 45 天病情愈，半年随访无复发。

按：方中用补骨脂补命门之火以温补脾阳之土，山萸肉补益肝肾，止汗，为君药；臣以大队的党参、白术、茯苓、黄芪以益气健脾，以及当归、桂圆肉、红枣加强温补脾土的功效；远志、酸枣仁、柏子仁、五味子、夜交藤交通心神，补心安神，浮小麦敛汗，木香醒脾行气，炒麦芽、神曲、莱菔子、生姜健脾开胃，为佐；炙甘草调和诸药为使；共同起到温补脾肾阳气，祛湿止泻止痛等的效果。辨证时以胃隐痛，遇寒加重，纳呆食少，便溏为重点。

案例 32： 何某，男，36 岁。2015 年 8 月 26 日。

主诉：胃痛伴解黑便 3 天，发热 1 天。自诉近月余烟酒不离，3 天出现胃脘隐痛，并伴有解柏油样黑便，每日 1 次，量少，未觉异常。2 天后加重，当日排 3 次黑便，每次量约为 150 克、并有低热，伴头昏乏力，心悸气短，测体温 38.5℃～39.2℃。既往有"十二指肠球部溃疡"史。症见胃痛，解柏油样便，发热，头昏乏力，心悸气短，纳少懒言，舌淡苔薄白，脉沉细，诊断为内伤发热，证属气虚发热，治疗以补中益气汤加减以益气养血，甘温除热。

方药：生黄芪 60 克、白术 30 克、红参 10 克、当归 15 克、橘梗 10 克、炒枳壳 25 克、炒麦芽 15 克、莱菔子 15 克、神曲 10 克、陈皮 6 克、柴胡 10 克、升麻 6 克、炙甘草 10 克，7 剂，水煎服，每日 1 剂。服 7 剂后患者即热退，恐其温燥太过，续以上方减柴胡至 6 克、红参 10 克换成党参 30 克、加红枣 10 克，再投 14 剂以巩固疗效，患者发热症状消失。嘱咐患者注意调理饮食，远离烟酒，顾护脾胃，患者 2 个月后十二指肠球部溃疡大为减轻，复查血常规正常。半年后随访患者无复发。

按：方中重用黄芪甘温补气，升阳固表，为君药；白术、红参、炙甘草补气健脾为臣，与黄芪合用，可以加强补中益气的功效；当归养血和血，加强生气补气之功，陈皮、炒枳壳行气和胃，补而不滞，共为佐；橘梗、升麻、柴胡引清气上行，升阳举陷，协助君药以提升下陷之中气；炒麦芽、莱菔子、神曲醒脾开胃为佐使；炙甘草调和诸药，为使药。以上药物配合使用，可以起到补中益气、甘温除热，缓急止痛的效果。辨证时以胃痛，胸腹有热感，纳差口苦为重点。

案例33： 王某某，女，18岁。2017年8月26日。

主诉： 胃脘疼痛反复呕吐3年余。曾经中西医多方治疗收效甚微。刻诊：患者形体消瘦，面色萎黄，胃脘胀满，晨起泛吐清水，不思饮食，畏寒，腹部常有振水音，大便时溏，舌质淡红，苔薄白滑润，脉细弦。上消化道钡餐透视诊断为胃炎（胃中见有大量空腹潴留液）。证属中阳不振，水饮内停。治以温阳化饮为法，方选苓桂术甘汤加味。

方药： 桂枝10克、茯苓10克、白术10克、制半夏10克、甘草6克、枳壳10克、党参10克、陈皮6克、黄芪15克、山药15克、扁豆10克、生姜五片。上方服五帖呕吐即止，脘胀减，纳增，后仍以苓桂术甘汤为主方，稍事调整，服药二十余帖病愈。

按： 黄老认为，本病患者主症见有呕吐清水，畏寒。腹中振水音，舌苔白滑，脉细弦。结合现代医学检查上消化道钡餐透视诊断为胃炎（胃中见有大量空腹潴留液）。辨证与辨病相结合，诊为痰饮病，治宗仲圣："病痰饮者当以温药和之。"之旨，方用苓桂术甘汤加味。方中制半夏、陈皮、生姜和胃化饮，降逆止呕，党参、黄芪益气健脾。山药、扁豆健脾渗湿，诸药合用，俾中阳健、水饮消、呕吐止，而病愈。

案例34： 杨某某，女，38岁。2017年9月16日。

主诉： 患者两年前因子溺水死亡。悲伤啼哭数日，致胸闷、暧气频作、胃脘疼痛绵绵不休、不思纳谷。经多方治疗未效。检阅前医多投以疏肝解郁、理气降逆之品。刻诊：胃宇隐痛、胸闷暧气、泛恶纳少、口淡不渴、二便尚调、舌质淡红、苔薄、脉细弦。证属肺气郁闭、胃失和降。治以开肺降胃。

方药： 杏仁、橘梗、前胡、法半夏、枳壳各10克、炙枇杷叶20克、陈皮6克。上方服三帖。胸闷若失。脘痛亦减，继服3剂，诸症悉除。

按： 胃痛为临床常见病，其病机有肝气犯胃、湿热郁滞、脾胃虚寒、胃阴不足、瘀血阻络等。黄老认为，胃病一证，病机较为复杂，治疗必须知常达变，不可徒执一端。

经云："诸气胨郁皆属于肺"，又"悲伤肺"。患者悲忧、伤肺、肺气郁闭。肺胃失和。故以开肺降胃法治之。方中杏仁主降。橘梗主升，开宣肺气；枳壳、法半夏、陈皮理气和胃，更得枇杷叶理肺下气，又兼理脾胃，使肺胃和，疼痛止。

二、鼻炎

案例： 孙某，男，52 岁。2015 年 11 月 11 日。

主诉： 反复流黄色腥臭鼻涕 1 天，加重 5 天。现病史：鼻炎史，经常感冒，疲劳后加重，腥臭脓浊鼻涕不断，平时大便不调，干溏不定，舌淡苔黄，舌边齿印明显，脉细。五官科检查：鼻腔两下鼻甲肥大，有脓性分泌物。X 线示：双上颌窦内有模糊阴影，液平面，提示慢性上颌窦炎。西医诊断：慢性上颌窦炎。中医诊断：鼻渊，证属脾寒胃热，清浊不分。治宜清胃温脾，升清降浊，除湿排脓。

方药： 石膏、芦根各 30 克、葛根 15 克、薄荷 10 克、藿香 10 克、石菖蒲 15 克、白芷 15 克、薏苡仁 30 克、白术 10 克、自扁豆 10 克、干姜 10 克、升麻 15 克、橘梗 9 克、冬瓜仁 30 克。3 剂后脓涕减少，鼻塞改善。10 剂症状基本消失，大便调和，精神佳，以补中益气汤善后。

按： 此患者鼻渊久治不愈，前医仅凭脓涕等局部症状，治之以清热解毒乏效，忽视了体虚易感、大便干溏不定、舌淡有齿印、脉细等脾阳不足之证。从脾寒胃热入手，顽疾 3 剂而效，10 剂基本痊愈，体现了辨证论治和整体观的重要性。

三、乙型病毒性肝炎

案例 1： 王某，男，41 岁。2016 年 4 月 20 日。

主诉： 大便稀溏 2 年余，胃脘痞满 6 个月。现病史：3 天前发现乙肝大三阳，经治疗转为乙肝小三阳，后转化为肝硬化、肝大、肝功能异常。现大便不成形，胃脘胀满，肠鸣，便溏，大便每日 2 ～ 5 次，手足心热，身倦乏力，精神不振，纳差，舌绛红苔白厚，脉细。西医诊断：肝硬化。中医诊断：鼓胀，证属脾胃阴虚，运化失司。治宜滋脾阴，和胃气，助运化。

方药： 太子参15克、茯苓15克、白术15克、薏苡仁18克、山药15克、南沙参12克、陈皮12克、葛根15克、石斛10克、荷叶10克、莲子肉10克、炒麦芽30克、五味子10克、滑石18克、防风9克、淡豆豉12克、炙甘草6克、煨生姜6克。服药7剂后，诸症减轻，肠鸣消失，去滑石、防风，加建曲15克、白扁豆10克，续服。约30剂后，患者大便调和，纳食馨香，胃脘舒适，复查肝功能恢复正常。故改汤为散，转而治肝，宜健脾活络以治痞积。处方：黄芪100克、党参60克、太子参60克、南沙参60克、茯苓90克、白术60克、薏苡仁90克、山药60克、陈皮60克、麦芽60克、鸡内金100克、白扁豆30克、当归60克、丹参60克、郁金45克、姜黄45克、三棱30克、莪术30克、丝瓜络60克、土鳖虫30克、鳖甲60克、龟甲60克。共研细末，10克/次，3次/天。服药3天后，复查肝脏明显缩小，回声较前改善。

按： 此例患者因乙肝经前医清热利湿解毒中药治疗3个月，伤及脾胃，致大便不成形；后用活血解毒散结中药治肝硬化，更增胃脘痞满。乃过用苦寒，损伤脾胃，治肝忘脾。谨遵"见肝之病，知肝传脾，当先实脾"之名训，健脾胃而治肝，使鼓胀顽疾逐渐向愈。

案例2： 童某，男，38岁。2015年8月1日。

主诉： 患者1991年查：乙型肝炎病毒表面抗原（+），乙型肝炎病毒e抗体（+），乙型肝炎病毒核心抗体（+），乙型肝炎病毒脱氧核糖核酸（-），未予重视、治疗。1998年发现"肝硬化，脾脏增大"，于当地医院行"脾切除术"，因HBV阴性，无抗病毒指征，未行抗病毒治疗。近日在他院复查肝功能：AST 40U/L，ALT 39U/L，34.6g/L，ALP 74U/L，TBIL 20.7mmol/L；上腹部CT示：肝硬化，脾切除术后。刻诊：胃脘胀满不适，右胁隐痛，乏力，易疲劳，小便正常，大便稀溏，每日3~4次，夜寐安，舌质偏红，苔薄白，脉细。西医诊断：肝炎，肝硬化，乙型，失代偿期。中医诊断：胁痛。证属肝郁脾虚型。治宜疏肝健脾，理气和胃，兼清利湿热。予健脾方加减。

方药：紫苏梗 10 克、槟榔 6 克、炒枳壳 10 克、白芍药 20 克、佛手 10 克、鸡内金 10 克、炙甘草 5 克、仙鹤草 15 克、黄连 4 克、诃子 6 克、泽兰 15 克、地骷髅 10 克、牡丹皮、丹参各 10 克、炒薏苡仁 15 克、白花蛇舌草 15 克。14 剂，每日 1 剂，水煎取汁 300 mL，分早、晚 2 次服。另取三七粉 2.5 克、每日 2 次冲服。

二诊：14 天后，诉脘痞较前好转，右胁隐痛不适，放射到右肩背，腰疫，小便尚调，大便稀溏，每日 2 次，舌质偏红，苔薄白，脉小弦。予参苓白术散加减。

处方：党参 15 克、白术 10 克、黄连 5 克、诃子 10 克、葛根 15 克、肉豆蔻 10 克、炮姜炭 5 克、赤石脂 10 克、神曲 10 克、垂盆草 30 克、金钱草 15 克、乌药 10 克、白芍药 20 克、炙甘草 5 克。14 剂，煎服方法同前。另取三七粉 2.5 克、每日 2 次冲服。

三诊：14 天后，病情好转，食后饱胀，余无不适，舌质淡红，苔薄白，脉小弦。处方：党参 15 克、白术 10 克、黄连 5 克、木香 6 克、葛根 20 克、肉豆蔻 10 克、诃子 10 克、制附子 3 克、炮姜炭 6 克、延胡索 10 克、乌药 10 克、炒枳壳 10 克、紫苏梗 10 克、槟榔 6 克、乌梅炭 10 克、仙鹤草 15 克、肉桂 1.5 克、佛手 10 克、炒麦芽 15 克。煎服方法同前。另取三七粉 2.5 克、每日 2 次冲服。门诊随症加减治疗 3 年余，复查肝功能示：AST 23U/L，ALT 26U/L，TBIL 20.9mmol/L，TBIL 4.7mmol/L；B 超示：慢性肝损害，胆壁毛糙。病情平稳。

按：本例为慢性乙型病毒性肝炎患者，虽病毒学指标阴性，仍进展为肝硬化。中医学认为，本病系因湿热疫毒侵袭机体，蕴于中焦，肝脏气血郁滞，着而不行而发病。湿热疫毒之邪蕴于中焦，肝失疏泄，气机不畅，故右胁隐痛；脾失健运，故乏力；脾阳为湿邪所困，水湿潴留，流窜胃肠为泄。黄老本着张仲景"见肝之病，知肝传脾，当先实脾"的原则，初诊时肝病传脾，出现木不疏土，脾气壅滞，证见胃脘胀满、舌红之象，宜用行气降胃开脾之法，投以健脾方，药用紫苏梗、槟榔、炒枳壳、佛手、鸡内金、炒薏苡仁之辈，使中枢运转，脾气得实。二、三诊拟参苓白术散之意加减，益气健脾渗湿，理脾则百病不生，既可防止肝病进一步传变，又可培土荣木，减轻病情，缩短病程，促使正盛邪衰，患者尽早恢复健康。因本病常夹湿热未净，故每酌掺入垂盆草、白花蛇舌草等清热解毒之品。

四、头晕

案例1： 林某，男，50 岁。2015 年 9 月 13 日。

主诉： 头晕，微有恶心，纳差近 10 天。被外院诊断为脑动脉硬化、高脂血症。现病史：头晕，恶心欲吐，晨起明显，食油腻加重，食欲不佳，体态偏胖，舌胖大，苔黄，脉滑。西医诊断：脑动脉硬化。中医诊断：眩晕，证属脾虚痰湿，夹风上扰。治宜健脾化痰熄风。

方药： 茯苓 15 克、法半夏 15 克、陈皮 15 克、枳壳 15 克、竹茹 15 克、白术 10 克、苍术 10 克、荷叶 10 克、党参 10 克、薏苡仁 18 克、泽泻 18 克、蒺藜 15 克、菊花 10 克、白扁豆 10 克、生姜 10 克、山楂 12 克。患者服药 3 剂后症减，10 剂后症状消失。以上方加减治疗 1 个月余，复查血脂正常。

按： 此例患者眩晕之疾，反复治疗近 10 天效不佳。乃中医西化之误，凭西医检查诊断为脑动脉硬化、高脂血症，就认定为有"瘀血"。选用活血化瘀、益气活血法，反致病情加重，丢掉了辨证论治。故据四诊所得，判断为痰湿中阻，以健运脾胃化痰收功。

案例2： 李某，女，42 岁。2015 年 11 月 20 日。

主诉： 头晕目眩一年余。时轻时重，每因劳累后加重。近日因春耕后，症状逐渐加重，病人头晕目眩，旋转不定，不能站立，面色㿠白，神疲懒言，食少乏力，便溏腹坠。舌质淡，苔薄白，脉细弱。证属中气不足，清阳不升，方用补中益气汤加味。

方药： 黄芪 30 克、白术 15 克、党参 15 克、当归 15 克、升麻 10 克、柴胡 10 克、陈皮 10 克、炙甘草 10 克、黄精 15 克、焦三仙 10 克。服用 4 剂眩晕减轻，食欲增进，又继续调服 10 剂，诸症悉除。

按： 黄宗良认为眩晕是因患者平素体质虚弱，中气不足，加之劳则气耗，清阳不升，气血不荣所致。因此以补中益气汤补气升阳，调补脾胃，气升则血升，脑得其荣，加入黄精以补血，焦三仙健脾开胃，促进食欲，使气血更旺，诸症自平。

五、虚劳证

案例 1：陆某，女，33 岁。2015 年 9 月 21 日。

主诉：疲乏无力、全身酸痛、睡眠差、怕冷纳差 4 年余。现病史：胃脘饱胀，面色偏黄，淡漠，舌淡，苔白润，脉细。西医诊断：慢性疲劳综合征。中医诊断：虚劳，证属劳伤脾阳。治宜温阳益气健脾。

方药：党参 20 克、白术 15 克、干姜 15 克、炙甘草 15 克、茯苓 15 克、陈皮 15 克、砂仁 12 克、桂枝 10 克、仙鹤草 30 克、淫羊藿 20 克、麦芽 20 克、炒山药 30 克、苍术 10 克、法半夏 15 克。服药 7 剂，患者疲劳感逐渐有所减轻，前方加黄芪 30 克、麻黄 6 克、益气温通经络。连服 20 余剂，患者食欲大增，疲劳消除，四肢有力，睡眠、精神转佳。

按：慢性疲劳综合征属中医"虚劳""劳发"范畴，多数患者有积劳成疾的病史，此例患者就是如此。此病一般从脾主肌肉四肢，脾胃为气血生化之源的理论入手，以益气健脾温阳立法，多能取效。

案例 2：李某，男，15 岁。2017 年 7 月 13 日。

主诉：形瘦，不时咳嗽，自用参苏散 1 剂，更加喘急惊搐，面白或黄。余谓此禀脾肺不足，而形气虚羸，因前剂峻利，外邪虽去而肺气亦虚。肺虚则宜补脾，先用异功散加半夏、当归，再剂惊搐亦去，又加酸枣仁治之而安。年 15 岁，发热痰盛，作渴面赤，形体羸瘦，用地黄丸加五味子及补中益气汤，各百余剂，而形气渐壮。若认为阴火，用黄柏、知母等药，复伤生化之源，其亦不治者矣"。

按：小儿形瘦，先天脾肺不足，而咳嗽时用参苏散这样祛痰止咳过于峻猛的药物治疗，有损伤正气之弊，反而降低抵抗力，使脾肺之气更虚，加重病情。根据"虚则补其母""实则泻其子"的治疗原则，脾为肺之母，肺气虚则补脾气，于是应用异功散加橘梗、钩藤，痰喘消除；之后乃去橘梗，加半夏、当归、酸枣仁以善其后，故病自安矣。年 15 时，病又发，仍是形体羸瘦，面赤而渴，于是用益气滋阴之法，用地黄丸合补中益气汤治疗取得了较好的效果。若误认为是阴火而用黄柏、知母等寒凉之药，会更加损伤脾胃，使精气、津液、气血生化无源，病情加重，日久阴阳离决，精气乃绝，预后不良。

六、月经不调

案例： 刘某，女，19 岁。2015 年 11 月 14 日。

主诉： 闭经 4 个月。患者 14 岁月经初潮，既往月经规律。8 个月前来务工后即出现月经衍期来潮。至今月经 4 个月未至。疲倦乏力，记忆力减退，常因思念家乡父母而注意力不集中。胃纳一般，常以瓜果零食代替正常进餐，并嗜辛辣冷饮。日间思睡而夜眠不实。小腹空坠，带下不多，口干，小便正常，大便溏薄。否认性生活史。望诊患者形体适中，神倦，面色淡白，双目乏神，反应迟钝。舌体胖，质淡，苔薄白，脉右沉细，左弦细。四诊合参，诊为血虚闭经，证属脾胃虚弱，生化乏源，气血两亏所致。以傅青主并提汤加减。

方药： 巴戟天 30 克、党参、炒白术、淮山药各 15 克、生炒麦芽、熟地各 20 克、黄芪、枸杞、山萸肉、柴胡各 10 克、肉桂 3 克、13 剂，水煎服，1 天 1 剂，分 2 次温服。耐心讲解正确的饮食观念，嘱患者正常进餐，勿食寒凉，并予患者疏导情绪，嘱其多与人交往，参与集体活动以舒畅情志。

二诊： 11 月 28 日，月经未来潮，疲倦乏力少减，精力少充，胃纳睡眠好转，大便仍溏，下腹空坠疼痛，尿频色黄，带下量多，色白质稀无异味。望诊：面色较先显红润，对答反应较前灵敏，目光较前有神。舌体胖，边尖质暗红，苔薄黄稍腻，脉沉细。脾运胃纳见趔而中气仍不足。治以补中益气，活血调经。方以补中益气汤、当归芍药散加减。药用生晒参（先煎）、当归、陈皮、川牛膝、刘寄奴、泽兰、泽泻、丹参各 10 克、升麻、柴胡各 6 克、生黄芪、炒白术、白茯苓、炒白芍、炒薏米、益母草各 15 克。10 剂，水煎服，1 天 1 剂。

三诊：12 月 11 日，月经 12 月 8 日来潮，唯量少，色淡红，有少量血块，胃纳馨，睡眠佳，大便转正常，下腹坠痛好转，舌淡黯，苔薄白微腻，脉细滑。既见效机，上方少事增损，以资巩固。

按：《万氏妇人科》云："脾胃损伤，饮食减少，气耗血枯而不行者，法当补其脾胃，养其气血，以待气充血生，经自行矣。"该患者来清远 8 个月，生活环境与饮食起居条件骤然改变，一则忧思伤脾，二则进食生冷辛辣伤胃，三则患者常以零食代替正餐，损伤脾胃，气血无水谷难以化生。气血亏虚，胞宫血海无以为用而致"血枯经闭"。大便溏为脾气下陷、不能升清。子盗母气，心脾两虚则日间思睡夜间眠不实，小腹下坠、神疲、双目乏神、反应迟钝为患者中气下陷、清窍失养之征。笔者在辨治过程中，遵黄老调脾胃思想，注重疏导患者心理，嘱其通过参与社交活动以"怡情志"，讲解枟内经："五谷为养，五果为助，五畜为益，五菜为充"的饮食营养观，以求"纳化常"。傅青主在其枟女科枠"胸不思饮食不孕"篇云"夫气宜升腾，不宜消降，升腾于上焦，则脾胃易于分运，降陷于下焦，则脾胃难于运化"。仿黄老并提汤加减，五爪龙、党参、生黄芪、白术以大举脾胃之气，柴胡升阳举陷，淮山滋养脾阴，枸杞、熟地、山萸肉补肾滋阴血，阴气足，则阳气易升，巴戟天补肾阳以助脾运，炒麦芽助运化以防滋腻碍脾胃。"中焦受气取汁，变化而赤是谓血"，加肉桂以温肾助阳促使气血的化生。二诊时患者气血稍复，唯仍有中气下陷、水湿下注之象，遂以补中益气汤升举中气，以当归芍药散加薏苡仁健脾疏肝，活血利水，牛膝、泽兰、刘寄奴等补中寓通。三诊时月经来潮，但量少、色淡乃气血不足之候乃以原方去泽兰、刘寄奴等活血之味，专事调理脾胃，以资巩固。

七、咳嗽病

案例：赵某，36 岁。2015 年 11 月 5 日。

主诉：自述 3 天以来，咳嗽哮喘痰鸣，喉中如曳锯，痰液黄稠难咳。烦躁 13 渴。

腹胀。大便 3 天未解，小便色黄、舌苔黄腻，脉滑数。曾静滴头孢类抗生索，静脉推注氨茶碱、甲强龙等，病情不减。X 线胸片示肺门阴影增浓。证属痰火炽盛、肺气雍塞。方选大承气汤加减化裁。

方药： 生大黄 10 克（后下）、芒硝 15 克、厚朴 10 克、枳壳 15 克、苏子 15 克、桑白皮 20 克、杏仁 15 克、橘红 15 克、葶苈子 15 克。水煎服，每日 1 剂。服药 1 天排稀臭大便 3 次，哮喘好转，腹胀烦躁减轻。继服 3 天，症状渐好转而控制。

按： 肺之肃降功能在于贯通六腑，六腑通则肺气降，肺与大肠相表里。因此，对于热性哮喘，喉中痰鸣，痰黄稠难咳，烦躁便秘诸证，非泻火通腑不能取效。《内经》指出"喘咳者。是水气并阳明也"，说明哮证与阳明水湿有关。本例痰热雍塞、气机不通，选用大承气汤方中生大黄、芒硝等药通腑泻下，杏仁、橘红等药化痰止咳。其立方在于通腑泻火，使腑通痰火有去路，痰除则哮喘自愈。

八、口腔溃疡

案例： 钱某，36 岁。2016 年 2 月 2 日。

主诉： 自幼患有口腔溃疡，反复发作。检查见口唇内颊部散在数个绿豆大小溃疡面，其色白黄，周围微红不肿，嚼部充血十痛，小便色黄、量多。舌红苔薄黄，脉细数。此为脾胃阴虚、虚火上炎致口疮。

方药： 熟地 10 克、生地 10 克、麦冬 15 克、枇杷叶 19 克、枳壳 15 克、黄芩 10 克、山豆根 10 克、橘梗 10 克、茵陈蒿 15 克、石斛 15 克。水煎服，每日 1 剂。1 周后复诊，咽部充血、咽痛缓解，溃疡面明显缩小，上方去橘梗、山豆根，加淡竹叶 15 克。1 周后复诊溃疡面全部消失，改服知柏地黄丸半月以巩固疗效。以后随访半年．未见复发。

按： 口腔溃疡虽属小疾，但治不得怯，则缠绵不愈，反复发作。施治时辨别本病虚实尤为重要。用药谴方则有所遵循，切不可一见口疮便认为是火热为患而投以清热泻火之品。正如朱丹溪所说"口疮服凉药不愈者。因上焦土虚"。本例口疮属于虚证。针对脾胃阴虚，选用二地、二冬凉血滋阴；黄芩、山豆根、茵陈蒿清利湿热；橘梗主升，升而复降；枳壳主降，降而复升，利肺开胃；两药合用一升一降，有宣肺下气，宽胸利膈之功。石斛养阴生津，清肾中浮火而摄元气，除胃中之火而止渴，清中有补，补中有清。甘草和中，寒热并调。诸药协调，使多年老疾得除。

九、痿症

案例 1： 石某，47 岁。2015 年 9 月 2 日。

主诉： 患者 3 年前外出旅游中发生双下肢酸痛、痿软无力，后不治自愈。此后常因劳累而发生双下肢酸软无力，重时四肢不能随意运动。在某医院诊断为周期性麻痹。曾查血钾 3.2mmol/L，平时服氯化钾片，但仍经常发作，故来诊。诊断为痿证，证属脾胃虚弱。选用参苓白术散、补中益气汤加减。

方药： 党参 15 克、白术 10 克、茯苓 10 克、黄芪 20 克。薏苡仁 15 克、莲子 15 克、陈皮 15 克、升麻 10 克、柴胡 15 克、当归 10 克、牛膝 10 克。水煎服，每 13 剂。连服 2 个月，周期性麻痹发作时间由每周 1 次延长至 2～3 周、1 个月 1 次，半年后发作停止，正常工作。

按： 周期性麻痹属于中医学"痿证"范畴，以下肢不能行走为多。《黄帝内经》提出"阳明者，五脏六腑之海，主润宗筋。宗筋主束骨而利机关也""故阳明虚，则宗筋纵、带脉不引，故足痿不用也。"指出脾胃虚弱是导致痿证的主要原因。依据"治痿独取阳明"的理论，选用参苓白术散、补中益气汤健脾益气，使津液精血生化丰足，肌肉筋脉得以滋养，则肢体痿软渐愈。

案例 2： 周某，男，20 岁。2017 年 6 月 21 日。

主诉： 自述 8 岁时出现右腿疼痛、发胀、跛行，经西医多方治疗，疼痛发胀消失，但仍跛行，诊断为股骨骨膜炎。1 年前右腿疼痛、发胀又起，经西医治疗，疗效不显，求治于中医。症见：双下肢不等长，右腿长 1cm，走路跛行，右膝右侧凹陷、疼痛、发胀，抚之灼热，腰酸痛，畏寒鼻塞，口干唇燥，大便干结。舌质红嫩、苔黄腻，脉弦数。中医诊断为痿证。辨证：湿热浸淫，治宜滋阴养血、清热利湿、通利筋脉。选方：芍甘汤合四妙散加味。

方药： 白芍 30 克、甘草 10 克、苍术、白术各 10 克、黄柏 6 克、川牛膝、怀牛膝各 10 克、薏苡仁 30 克、蚕沙 15 克、石斛 15 克、伸筋藤 10 克、青风藤 15 克、鸡血藤 15 克、木瓜 10 克。7 剂。

二诊： 右腿疼痛、发胀明显好转，走路跛行有改善，口唇不干，大便调。舌质红苔腻，脉弦细。上方加忍冬藤 30 克。7 剂。

三诊： 右腿疼痛、发胀已愈，走路已不觉跛行，双下肢等长。舌质红，脉弦滑。为巩固疗效，按上方继服 7 剂。

按：《素问·生气通天论》指出："湿热不攘，大筋软短，小筋弛长；软短为拘，弛长为痿。"痿证多由热、虚、痰、瘀诸因而成，其病位则与肺胃肝肾关系最为密切。《临证指南医案·痿》指出："夫痿证之旨，不外乎肝肾肺胃四经之病，盖肝主筋，肝伤则四肢不为人用，而筋骨拘挛……阳明为宗筋之长，阳明虚则宗筋纵，宗筋纵则不能束筋以流利机关，此不能步履。"本案所现，由湿浸所淫，以致筋脉弛缓不用，成为痿证。《素问·痿论》治疗上提示了"治痿独取阳明"的法则。《类证治裁》谓："此治痿必使胃纳水谷，化精微，五脏得所禀，以行气血，濡筋骨，利关节也。"故治以滋阴养血、清热利湿、通利筋脉。方中白芍、甘草、酸甘化阴、滋阴养血、皆是脾胃之药；黄柏，苍术，白术，薏苡仁，牛膝清热利湿、舒筋壮骨；木瓜、蚕沙、青风藤、鸡血藤、络石藤、忍冬藤祛风除湿、舒筋活络。

十、便秘

案例： 王某，女，22 岁。2017 年 12 月 9 日。

主诉： 便秘两周余，大便平均 2～3 天一次，大便干燥，排便费力，腹胀满，用力重时小腹疼痛，饥而食不下，舌淡暗苔白，左脉缓弱无力，右脉微弦。经辨证为阳虚寒湿，气血滞涩。方用桂枝加芍药汤加减。

方药：桂枝 30 克、白芍 40 克、炮姜 15 克、炙甘草 20 克、郁李仁 20 克、酒大黄 5 克、枳壳 15 克、厚朴 20 克、柴胡 20 克。患者服药 1 周后复诊诉大便通畅，纳食转佳，腹痛消失。

按：该患者之便秘，标为大肠气机阻滞，本为脾脏气血不通，正是由于脾阳虚衰，寒湿停积日久化热。致使脾脏气血不通，影响大肠气机运行所致，左脉缓弱，舌淡即脾虚寒湿的基本表现，因此，治宜温通脾脏气血为主，通调大肠气机为辅。方中桂枝温通脾中气血，芍药取其入脾脏血分，散积泄热，炮姜温阳止痛，协助桂枝温脾，炙甘草补益脾气枳壳、厚朴行气化湿，消积导滞，郁李仁润肠通便，柴胡通调气机，大黄消散血中积滞。

十一、子宫肌瘤

案例： 李某，女，38 岁。2017 年 6 月 7 日。

病史：子宫肌瘤病史 1 年，未进行手术治疗。就诊时诉月经淋漓不尽，色淡偏暗，下巴长痘十余粒，颜色暗黑，大便干，2～3 天 1 次，舌暗红苔自腻，脉沉弱无力。经辨证为脾虚湿滞，气血不足。方用桂枝加芍药汤加减。

方药：制附片 10 克、法半夏 10 克、浙贝母 10 克、桂枝 20 克、白芍 30 克、炮姜 20 克、炙甘草 20 克、党参 20 克、当归 10 克、菟丝子 10 克、续断 20 克、炒白术 15 克、薏苡仁 20 克、生牡蛎 20 克、丹参 10 克。患者服药 1 周后复诊，诉月经淋漓大减，大便畅通，脸部痘疹减少。察其舌暗淡，脉缓有力，在原方基础上降低白芍用量为 20 克、嘱其继续服用 1 周。回访知诸症已消。

按：脾虚停积，气血不畅，阻于大肠而便秘；中焦为气血生化之源，中焦虚衰日久，气血乏源，必然影响其他脏腑经络的气血运行，气血不运，停积日久而化热，阻于足阳明经络。即可出线其循行处出现痘疹。因此，健运脾胃是治疗本痛之根本，脾胃一通。诸症皆除。方中制附片辛热，温通肾阳以助脾阳，法半夏化痰除湿，浙贝母软坚散结，虽在十八反中，附子与半夏、贝母为相反，但傅老认为：制附片与法半夏合用，辛温发散，温通阳气力量更强，浙贝母既可软坚散结，又可适当制约附片和半夏之温。《伤寒论》40 条小青龙汤证加减法中"若噎者，去麻黄，加附子一枚炮"。就是制附片与半夏合用的证明。桂枝、炮姜、炙甘草温通脾阳，白芍破散脾中积滞，通畅血络。菟丝子和续断合用温通下焦冲任气血，炒白术补脾健脾，使脾气得运。薏苡仁、生牡蛎利水渗湿，使水去而土自旺，丹参活血散结泄热，消散痘中暗紫瘀血。

十二、腹痛病

案例 1： 饶某，男，40 岁。2017 年 2 月 28 日。

病史： 就诊时小腹部隐隐作痛，时断时续，痛时欲解大便，纳差，舌暗淡，苔白滑，右脉缓弱，左略细弦。肠镜检查示：溃疡性结肠炎。经辨证为脾虚湿滞，血络不通。处以桂枝汤合四君子汤加减。

方药： 制附片 10 克、法半夏 10 克、桂枝 15 克、白芍 15 克、炮姜 10 克、炙甘草 20 克、生白术 20 克、茯苓 15 克、薏苡仁 20 克、败酱草 109、艾叶 15 克、党参 20 克。服药 1 周后，患者复诊诉小腹疼痛减轻，频率较少，饮食增加，察其舌淡苔白，脉缓而有力，知此乃脾家实，腐秽但去的表现，嘱其继续服用上药 2 ～ 3 周，饮食注意清淡。1 月后回访，患者诉腹痛已完全消失。

按： 本病中，患者舌暗淡苔白滑，纳差，脉缓弱提示中焦脾阳虚衰，痰湿停积。小腹隐痛，左脉微细弦提示脾络不通。正是由于阳虚痰湿阻滞，气血不通，郁而化热，才出现脾络不通，脾阳不足为本，脾络不通为标。只有以温运脾阳为主，辅以散结泄热才是治疗本病的关键。方中制附片与法半夏合用，辛温发散，破除阴寒积滞，制附片温肾阳以暖脾阳，桂枝，炮姜温通脾脏气血，党参、白术、茯苓、炙甘草合用，即四君子汤之义，健益脾气，淡渗脾湿，败酱草《本草正义》曰"此草有陈腐气，故以败酱得名，能清热泄结"艾叶温经散寒祛湿。

案例2： 刘某，男，10岁。2015年11月29日。

主诉： 间断腹痛、呕吐2月，加重3天。刻诊：腹痛、呕吐反复发作2月余，空腹为甚，喜按，干呕，吐涎沫，食后即吐，纳少、便干，舌淡苔白，脉弦紧。患儿1周前于天津464医院查血常规示：WBC4.36×10⁹，N41.3，L50.21；尿淀粉酶497.0u/L(正常值<620u/L)；胃彩超示：肝胆胰脾肾未见异常；胃镜示：反流性食管炎，浅表性胃炎；立位腹平片示：肠管扩张积气，未见气液平；中下消化道造影、腹部CT均未见明显异常；胃电图示：餐前餐后胃电节律紊乱，功能性异常。遂诊断为腹痛待查：（1）浅表性胃炎。（2）反流性食管炎。宗前贤"久痛属虚""喜按为虚"，抓主症，脉证合参，辨证为肝寒犯胃，脾胃气虚，夹有痰瘀。治以缓急止痛，温中降浊，兼化痰瘀。予吴茱萸汤合保和丸加减治之。

方药： 吴茱萸3克、党参10克、生姜10克、白芍15克、橘皮10克、半夏10克、砂仁6克、佛手6克、延胡索10克、神曲10克、焦山楂10克、蒲公英10克、大枣3枚、甘草6克。水煎服，3剂。嘱：忌寒凉、腌制、刺激食物。

二诊： 2016年1月1日，服药2小时呕吐止，饭后3小时未吐，次日上午吐2次，3剂毕，腹痛明显缓解，时干呕，吐涎沫，大便正常，舌淡，苔薄白，脉弦。拟前方去佛手，加茯苓10克、厚朴10克以和中降浊。水煎服，7剂。嘱：同初诊。

三诊： 2016年1月7日，患儿无腹痛，不吐，余无不适，大便调。前方去吴茱萸、干姜、延胡索、香附，加炒麦芽10克、炒白术10克、鸡内金6克以健脾和胃。水煎服，7剂。嘱：忌寒凉，注重调养。1月后电话随访，无发作。

按： 浅表性胃炎为一种慢性胃黏膜浅表性炎症，是慢性胃炎中最多见的一种类型，其致病因素未完全明了，治疗上也无特异性药物。反流性食管炎为胃内容物反流至食管引起，俗称"烧心病"，病因与发病机制未明，目前亦无特效治疗方法。《伤寒论》中原文第378条曰："干呕吐涎沫，头痛者，吴茱萸汤主之。"原文第243条曰："食谷欲呕，属阳明也，吴茱萸汤主之。"《医宗金鉴》云："干呕者，有声无物之谓也；吐涎沫者，清涎冷沫随吐而出也。此由厥阴之寒上干于胃也。"小儿生理上"肝常有余，脾常不足"，因此脾土受邪，易为肝木所乘。临证见腹痛，多从肝论治。本案正是通过辨证，四诊合参，诊为肝寒犯胃，脾胃气虚之证，方中吴茱萸，辛苦而温，可暖肝胃，散寒气，下气降浊，为方中主药；生姜辛温，温胃化饮，降逆止呕；配以党参之甘温、大枣之甘平，补虚合中；延胡索理气止痛；白芍和营缓痛；神曲、焦山楂消食健胃；橘皮、半夏、砂仁疏肝和胃降逆。诸药合用，共奏缓急止痛，温中降浊之效。

十三、慢性胃炎

案例1： 张某，女，45岁。2016年6月7日。

主诉： 2年前胃镜示：CSG。上腹痛反复发作2个月余。刻下症：大便1~2天1次，干，解时费力，知饥易饥，食量不少，有时餐前饥嘈，食入即胀，堵闷不下，晚餐后明显，嗳气，不泛酸，眠差，梦多，有时心悸，夜间无不适，乏力倦怠，月经半年未行，舌淡红略暗，苔略薄腻，脉细滑。

方药： 柴胡10克、白芍15克、当归12克、枳壳15克、生黄芪20克、川黄连6克、吴茱萸2克、乌贼骨30克、瓜蒌皮12克、清半夏9克、肉苁蓉12克、珍珠母30克、蒲公英20克、延胡索12克、砂仁8克、生甘草6克。

二诊： 诸症悉减，但自觉四肢酸胀而痛，略咳，药后略感喘气不畅，大便基本每日1次。舌苔转薄，脉细滑。

方药： 上方去珍珠母，加浮小麦30克、蝉衣9克、改生炙黄芪各12克。

三诊： 大便日1次，仍如羊屎球。不烧心反酸。口干舌淡红苔薄。

方药： 柴胡10克、白芍15克、当归12克、枳实2克、枳壳12克、生黄芪30克、桑椹30克、清半夏9克、瓜蒌15克、黄连6克、瓦楞子30克、熟地黄15克、生地黄15克、火麻仁20克、厚朴12克、砂仁6克、炙草6克、炒神曲15克。服药近1个月，后愈。

按： 黄老喜用四逆散加味疏肝畅气机，小陷胸汤宽胸理内陷之热。此患者属肝气郁滞横犯胃土，有化热之象。黄老通降理论显露无遗。黄老崇尚旭高之方，又对其有发展创新。旭高疏肝之香附苏梗青皮橘叶之类及散肝之逍遥散，黄老发展为四逆散加味，适用于慢性胃炎之气郁甚者。

案例2： 林某，女，35岁。2016年5月15日。

主诉： 2016年3月外地胃镜：示CSG伴糜烂，球糜烂，HP（＋），已服用三联抗菌药。刻诊：纳可，食入撑顶，欲嗳不得，不反酸，上腹胀痛，大便日1次，舌略胖苔薄，脉细滑，口苦。

方药： 党参15克、炒白术15克、清半夏9克、黄连6克、吴茱萸2克、乌贼骨30克、苏子、苏叶各12克、枳实15克、砂仁9克（后下）、白豆蔻6克（后下）、丹参24克、滑石10克（包煎）、延胡索12克、川楝子9克、炙甘草6克。

二诊： 耳鼻"胃火"，口干，鼻干，面部痤疮，发凉，下肢畏寒，耳内亦干且痒，上腹烧灼，有时反酸，大便日1次，舌边齿痕苔薄黄，脉细滑。

方药： 柴胡10克、赤芍、白芍各15克、枳实15克、夏枯草15克、龙胆9克、牡丹皮12克、栀子12克、黄芩12克、细辛3克、当归15克、生黄芪18克、桂枝6克、乌药30克、延胡索12克、车前子10克（包煎）、炙甘草6克。

三诊： 下肢症状基本消失，中上脘烧灼感，反酸，饥饱均有，面部生痤疮，舌边齿痕苔薄，舌淡红，脉细弦。大便不成形，大小便略热。

方药： 柴胡10克、赤芍、白芍各15克枳壳12克、炙甘草6克、黄连6克、炮姜4克、乌贼骨30克、炒白术20克、茯苓15克、滑石10克、芦根30克、炙甘草6克、党参15克、清半夏9克。

四诊： 月经色黑有块，腹痛，有乳腺增生，知饥易饥，或饥嘈，食后易胀，时反酸，嗳气不多，大便日1次，或1日1次，不畅，不太成形，月经刚净。舌略胖，苔薄，脉沉滑。

方药： 柴胡10克、白芍15克、当归12克、枳壳15克、龙胆6克、黄连6克、吴茱萸2克、川芎12克、橘叶15克、橘核15克、砂仁6克、延胡索12克、川楝子9克、炙甘草6克、蒲公英20克。

五诊： 面痤减，尚有反酸、烧心，咽异物感，左胁下胀。舌苔薄，脉细弦。

方药：上方加生黄芪 24 克、荔枝核 30、乌药 30 克。后诸症皆减，未随访。

按：此患者似虚不受补，又绝非虚性体质，患者稍补即火上冲，此火为肝肾阴火上冲也，若清泻胃火，则误矣。治宜清肝火，平冲逆。黄老小试其治脾之法，不效，急转清肝平肝之法。又患者有下肢厥逆之象，稍加反佐之辛温药，后因患者面生痤及经行之特殊时期稍加泄肝或通络之品。

十四、丙型病毒性肝炎

案例：吕某，女，43 岁。2015 年 10 月 16 日。

主诉：丙型肝炎病毒抗体阳性 2 年余。患者 2 年前查出 HCV 阳性，未予治疗。今于我院复查肝功能示：天冬氨酸氨基转移酶 75U/L，丙氨酸氨基转移酶 68U/L，白蛋白 40.8L，球蛋白 38.1 克 /L；B 超示：肝脏光点增粗，胆壁毛糙，脾脏肿大，门静脉内径 1.2cm，脾肋间厚度 5.5cm，肋下长度 2cm，脾静脉内径 0.8cm。患者素有情志抑郁，拒抗病毒治疗。刻诊：右胁不适，以胀痛为主，剑突下隐痛不适，常因情绪波动而增减，胃脘胀满，食纳欠佳，小便正常，大便时干时稀，夜寐尚安，舌质淡红，苔薄白，脉小弦。西医诊断：病毒性肝炎，丙型，慢性，轻度。中医诊断：胁痛。证属肝郁脾虚型。治宜疏肝健脾，理气和胃，兼清利湿热。予健脾方加减。

方药：紫苏梗 10 克、槟榔 6 克、法半夏 10 克、麦门冬 10 克、佛手 10 克、鸡内金 10 克、牡丹皮、丹参各 10 克、延胡索 10 克、乌药 10 克、炒薏苡仁 15 克、制大黄 6 克、乌梅 8 克、垂盆草 30 克、白芍药 20 克、生甘草、炙甘草各 5 克、百合 15 克。14 剂，每 13 剂，水煎取汁 300 毫升，分早、晚 2 次服。另取三七粉 2.5 克、每日 2 次冲服。

二诊：14 天后，诉剑下疼痛明显缓解，右胁仍有不适，疲倦乏力，夜寐欠佳，难以入睡，睡后易醒。小便正常，大便时干时稀，白带偏多，舌质淡红，苔薄自，脉小弦。治宜疏肝健脾，清利湿热。上方去法半夏、佛手、延胡索、乌药，加炒枳壳 15 克、炒莱菔子 15 克、山药 30 克、茵陈 15 克、玉米须 10 克、酸枣仁 30 克、红景天 15 克。14 剂，煎服方法同前。

三诊： 14 天后，诉右胁不适缓解，夜寐好转，仍有乏力，二便尚调，舌质淡红，苔薄白小腻，脉细弦。复查肝功能示：AST12U/L，ALT16U/L，白蛋白 43.8g/L，球蛋白 39.2g/L，碱性磷酸酶（ALP）56U/L，谷氨酰转肽酶（γ-GT）13U/L，总胆红素（TBIL）15.6mol/L，直接胆红素（DBIL）4.3mol/L；B 超示：肝区回声密集，脾脏正常高限，门静脉内径 1.1cm，脾肋间厚度 4.0cm，肋下长度 1cm，脾静脉内径 0.4cm。治宜健脾益气，清利湿热。予参苓白术散加减。

方药： 太子参 15 克、炒白术 10 克、炒枳壳 15 克、法半夏 10 克、佛手 10 克、莱菔子 15 克、垂盆草 30 克、绿萼梅 10 克、百合 30 克、杏仁 10 克、橘红 10 克。煎服方法同前。另取三七粉 2.5 克、每日 2 次冲服。随症加减治疗 4 年余，症状基本消失，肝功能各指标正常，B 超基本正常。

按： 慢性丙型病毒性肝炎主症为肝区胀痛，属中医学胁痛范畴。本例患者素体情志不遂，气机不畅，肝失调达，气机不畅，络道阻滞，故两胁胀痛不适；肝主疏泄，调情志，故受情志波动而变化；肝郁克脾，脾失健运，湿热内蕴，胃失和降，则胃脘胀满，纳食欠佳，大便时干时稀；舌质淡红、苔薄白、脉小弦皆为肝郁脾虚之象。初诊、二诊邵铭围绕疏肝健脾和胃及清利湿热用药。其中初诊重在疏肝和胃，兼以清热除湿。

方拟健脾方，紫苏梗 10 克、槟榔 6 克、法半夏 10 克、麦门冬 10 克、佛手 10 克、炒枳壳 15 克、鸡内金 10 克、丹参 10 克、炒薏苡仁 15 克、白芍药 20 克、生甘草、炙甘草各 5 克组成。方中紫苏梗、槟榔、法半夏、炒枳壳、佛手理气疏肝健脾。使中枢运转，脾气得实，也使湿热之邪从大肠而去；鸡内金、丹参活血醒脾；炒薏苡仁利湿健脾；麦门冬甘寒，养胃阴；白芍药、甘草酸甘，养肝阴。一诊在本方基础上酌加清热除湿之品。二诊在健脾和胃的同时，又加重清热利湿之力，这是因为气机紊乱易调而湿热难除之故，其中炒枳壳、炒莱菔子、山药加强健脾疏肝作用，茵陈、玉米须加强清热利湿作用，酸枣仁、红景天安神助睡眠。脾肝生克、肝病常常及脾、脾主运化水湿，湿邪又常困脾。本例患者疲倦乏力，就是肝克脾合湿困脾之兆，治肝必须调脾，除湿亦常健脾。邵铭三诊方拟参苓白术散加减意在实脾抑肝，健脾运湿，其中太子参、炒白术益气健脾；法半夏、炒枳壳、佛手、杏仁、橘红祛湿调脾；绿萼梅、百合醒脾，促脾运，畅情志；莱菔子运脾促消化；垂盆草清热解毒利湿以治病因。此外，肝郁气滞必兼血瘀，故邵铭在前二诊方中先后以牡丹皮、丹参等，且服用汤药同时配合三七粉少量长服，意在促进血行，早日祛除肝区疼痛之症，逆转肝纤维化。本例的治疗亦为临床难治性慢性丙型肝炎的治疗。

十五、鼓胀病

案例： 王某某，男，68 岁。2017 年 5 月 30 日。

主诉： 患者春节起自觉脘腹作胀，食后尤甚，体倦神疲，服助消化剂得缓，而未治疗。农忙时，因劳累过度。腹胀加重，在当地医院检查肝功能异常，上消化道钡透示：食道下端静脉曲张，B 超示：肝硬化腹水、脾肿大。叠服中西药物少效。转自黄老处求治，诊见：面色萎黄，形体消瘦，面部浮肿。脘腹胀满，青筋显露，纳后腹胀甚，大便溏薄。小便少，下肢亦肿。舌苔薄白而微腻，根部微黄，脉沉数。证属脾虚气滞，水湿内停。病久及肾。治拟健脾益气，温阳行水。

处方： 猪苓、泽泻、大腹皮、牛膝、楮实子、桂枝、炒白术、汉防己各 10 克、仙灵脾、陈葫芦各 20 克。茯苓、黄芪各 30 克。服 15 剂，肿消，胀减。继予上方略事出入，服数十剂，诸症悉除，复查 B 超提示腹水阴性。

按： 膨胀之成，缘肝、脾、肾三脏失调，气、血、水三焦阻滞。黄老在整体调节的基础上，重视运脾启中，以筑堤制水，因膨胀病根在脾，腹为肝、脾、肾三阴聚集之地。且脾在三阴之中居首要地位。"脾为三阴之长，乃阴中至阴，"为人体水液转输之枢纽。《素问·经脉别论》谓"脾气散精，上归于肺，通调水道。下输膀胱。"惟脾气虚衰、转输失职，水邪始得窃居腹中，形成腹水。诚如《杂病源流犀浊·肿胀源流》概括所述"肿胀病根在脾，脾阳受损，胃虽纳谷，脾运不化，或由怒气伤肝，渐蚀其脾，脾虚之极。故阴阳不变，清浊相混。隧道不通，郁而为热，热留湿，湿热相生，故其腹胀大。然水惟畏土。"故拟健脾益气，启中利湿消水法、俾脾土健运，中州泰安，则水湿易除。又水为阴邪。非阳不化，而健脾益气药之药性又多偏守而走，如党参、白术、甘草类。临床有用之反见堤高水涨，直至胸膈者。此乃土被水淹。脾阳受遏，失却宣展之机，治宜动静结合，健运温补利水丽不伤阴. 白术健运脾胃，桂枝温阳化气。如湿热不显，亦可选加干姜、附子、仙灵脾等，俟从水中取火。温肾化气，盖离照当空，则阴霾自散，阳气蒸动，则水湿易化。水去土旺，则土得生气，脾土健运则水有所制，而腹水自除。

十六、带状疱疹

案例：张某，男，68 岁。2015 年 9 月 12 日。

主诉：2 个月前右侧胸胁及背部患带状疱疹，经抗病毒及营养神经治疗半个月，疱疹逐渐结痂，皮损恢复。但 2 个月以来，患者右侧胸背部始终持续性疼痛，活动时加重，影响睡眠。见病人神疲乏力，气短懒言，表情痛苦，面色无华，食欲不振，大便溏薄。舌质淡胖，舌苔白厚，舌边有瘀斑，脉弦细。此为带状疱疹后遗神经痛，证属气虚血瘀，邪毒留滞。治疗以益气升阳为主，佐以活血通络止痛，方用补中益气汤加味。生黄芪 30 克、党参 20 克、生地黄 20 克、白术 15 克、当归 15 克、地龙 15 克、元胡 15 克、赤芍药 10 克、川楝子 10 克、陈皮 10 克、升麻 10 克、柴胡 l0 克、炙甘草 10 克。每日 1 剂，水煎服。嘱患者服药期间忌食辛腥，忌烟酒。服上方 10 剂，疼痛减轻，继以此方加减调服 18 剂，疼痛消失，给予补中益气丸巩固疗效。

按：黄宗良认为带状疱疹后遗神经痛者，多为年老体弱病人。正如《素问·评热病论》云："邪之所凑，其气必虚"。因年老之体，每多气血俱虚，加之热病日久或过用苦寒之品，又进一步耗气伤阴。用补中益气汤益气升阳，使气旺以促血行，祛瘀而不伤正，加入生地黄以养阴，地龙、元胡、川楝子、赤芍通经活络止痛。诸药舍用，使气旺血行，瘀祛络通，故疼痛渐愈。

十七、头痛病

案例： 谢某，女，53 岁。2015 年 10 月 12 日。

主诉： 反复头痛 3 年。每因受寒而诱发。其痛以前额为甚，伴四肢凉冷，气短乏力，曾服中西药均未愈。做脑电图和头部 CT 检查均正常，脑血流图检查提示：脑血管紧张度中等增加。初服川芎茶调散加味，疗效不显著。近日复因感寒而头痛加重，病人痛苦面容，神疲乏力，少气懒言，畏寒肢冷，便溏尿清，脉细弱。证属脾胃虚弱，中气不足。治宜补气升阳，用补中益气汤加味。

方药： 黄芪 30 克、党参 25 克、川芎 15 克、白术 15 克、当归 15 克、升麻 7 克、柴胡 7 克、天麻 10 克、白芷 15 克、陈皮 l0 克、细辛 3 克、炙甘草 10 克、蔓荆子 10 克。服药 5 剂，痛势大减，再服 10 剂诸症悉除。腑血流图复查：脑血管紧张度轻度增加。为巩固疗效，嘱继服补中益气丸 1 个月，再次复查脑血流图完全正常，6 个月后随访，病无复发。

按： 黄宗良认为头痛是由于脾胃虚弱，中气不足，阴寒之气冲逆脑海。无阳气以温煦，致清阳不升，浊阴不降，清窍不利，不通则痛。用补中益气汤补气升阳，再加入川芎、蔓荆子、细辛、白芷、天麻意在祛风散寒，通络止痛，故获良效。

十八、甲状腺功能亢进

案例： 周某，男，44 岁。2017 年 9 月 6 日。

主诉： 自述患甲状腺肿大，曾在某医院诊断为甲状腺功能亢进，查游离三碘甲状腺原氨酸（FT3）30.80pmol/L，游离甲状腺素（FT4）196pmol/L，血象低。医生拟手术治疗，因经济原因，转请中医治疗。症见右侧颈部有一肿物，如鸭卵大小，触之质软不痛，伴身灼热如火烧，少汗、手挛急、心悸、头晕。舌质红有裂纹、苔黄腻，脉弦滑数。中医诊断为瘿气。辨证：肝郁痰凝型。治宜疏肝化痰，软坚散结。选方：小柴胡汤加减。

方药：柴胡 10 克、黄芩 10 克、党参 12 克、法半夏 6 克、浙贝母 10 克、玄参 10 克、夏枯草 30 克、紫背天葵 10 克、猫爪草 15 克、生甘草 6 克。7 剂。

二诊：症状渐轻，身热已退，心悸、手抖改善，右颈包块稍缩小，舌质红嫩、苔薄白，脉弦数。按原方加白芥子 6 克。7 剂。

三诊：右颈包块明显缩小，只有拇指大小、边缘清，心悸、手抖止，舌质红嫩、苔薄白，脉弦数。上方加海蛤粉 10 克（包煎），三棱 10 克、莪术 10 克、谷芽、麦芽各 20 克。7 剂。

四诊：右颈包块完全消失，患者未诉不适之症，复查（FT3）6.89pmol/L，（FT4）17.03pmol/L，均已恢复正常。为巩固治疗，按上方再服 7 剂。

按：《备急千金要方》将瘿气分为 5 种，本案所患属"气瘿"范畴，临床多由情志抑郁，肝失疏泄，久郁化火，肝旺侮脾、脾失健运、水湿不化，日久成痰内蕴，痰火夹杂随经流注，坚结于少阳胆经循行之颈部。《灵枢·经脉》说："胆足少阳之脉，起于目锐眦，下加颊车，下颈合缺盆以下胸中。"然本案所现，由痰火结于肝胆两经，故治以疏肝化痰，软坚散结。方中柴胡、黄芩疏肝解郁，透泄少阳经之邪；浙贝母、半夏化痰软坚；夏枯草、玄参、紫背天葵、猫爪草清热消肿，软坚散结；党参、甘草补中气之虚，防邪入里。后加白芥子、海蛤粉以加强祛痰散结之功；三棱、莪术以破血破气加速肿块的消退；谷芽、麦芽消食健胃，以防众多耗气之品伤胃。其中猫爪草、紫背天葵和浙贝母、夏枯草是黄老常用的两组化痰软坚药对。

十九：心悸

案例：江某，男，43 岁。2017 年 11 月 24 日。

主诉：心悸胸闷反复发作 5 年余，加重 1 个月，伴有阵发性头晕史，近来因工作繁重而加重，突然昏仆 2 次。经西医治疗，用丹参滴丸等活血化瘀之药，症状改善不显，求黄老诊治。症见：阵发性心慌胸闷气短、时有头晕，无恶心呕吐，纳可、二便调，夜寐差。舌暗红苔白，脉沉细，时有结代。心电图示：阵发性室性早搏。

中医诊断为：心悸。辨证：心气血阴阳不足。治则：益气滋阴、通阳复脉。予炙甘草汤加减。

方药： 炙甘草 15 克、党参 10 克、麦冬 10 克、生地黄 15 克、桂枝 6 克、茯神 15 克、酸枣仁 20 克、阿胶 10 克、丹参 10 克、龙骨、牡蛎各 15 克。7 剂。

二诊： 心悸、胸闷明显改善，头晕未发，夜寐改善。舌质暗红苔白，脉沉细。上方加灵芝 30 克。继服 7 剂，诸症皆除。

按： 现代医学中各种原因引起的心律失常，如心动过速、心房颤动或扑动及心功能不全等常有心悸症状。在中医学中心悸一病，有虚实之别，虚证常有心气虚、心阳虚、心阴虚、气阴两虚、心血及肝肾阴虚等。实证有痰饮、瘀血、火扰、水气等。临床辨证虽可分为以上各种虚证实证，但多诸虚并见，而以一两种虚证为主。然本证所现，属心气、心阳虚为主，同时兼心阴、心血不足，故治以益气滋阴、通阳复脉。方中炙甘草补中益气，而养气血生化之源；党参补气滋阴，配生地黄、阿胶、酸枣仁养心阴、滋心血，以充养血脉。然阴无阳则无以化，故用桂枝宣阳化阴；茯神、龙骨、牡蛎镇惊安神，配丹参清心安神，且可活血祛瘀。在此类证治中黄老指出须"治病求本，辨证施治。"尤其不宜妄用活血化瘀之品，以防其更耗气伤血，于事无补。

二十、水肿

案例 1： 张某，女，55 岁。2017 年 3 月 24 日。

主诉： 双下肢反复水肿 20 余年。患者 20 年前患急性肾盂肾炎，应用庆大霉素，呋喃坦啶有效，但停药即复发，尿中可检出蛋白（+++）。此后每年夏季双下肢水肿甚，伴腹胀，腰膝酸软，足冷，晨起眼睑浮肿，纳谷欠佳，眠差，小便泡沫多，大便黏滞不爽，望其面色虚浮，舌暗红，苔薄黄，脉细。既往有糖尿病史多年，高血脂多年。路老抓住此案夏季水肿甚的特点，指出夏季属土，其脏应脾土，当以调理脾胃纳化以治水之源头。

处以理脾补肾方： 生黄芪 15 克、防风 10 克、炒白术 10 克、炒山药 15 克、莲肉 10 克、生薏米 20 克、茯苓 15 克、旱莲草 15 克、女贞子 10 克、广木香 10 克、并配以茶饮方：黑大豆 10 克、鸡内 10 克、玉米须 30 克、豨莶草 20 克、黄连 10 克。上药服用苑剂后即诸症大减，双下肢水肿消退，酸沉感亦减轻，仍腰酸，有时仍全身肌肉疼，出汗多，舌质红，苔薄黄，脉沉弦滑，既见微效，上方加炒桑枝 10 克、黄芪 10 克、继服员 7 剂，诸症好转，水肿未犯。

按： 方中生黄芪大补脾肺之气，益卫固表，利水消肿，为该方之主药；白术、山药、莲肉益气健脾补肺；茯苓、生薏米健脾补中，渗湿利水；妙在广木香一味，旨在调畅气机，一则脾胃为气机升降之枢纽，脾胃气机通畅，才能脾升胃降，纳化有常，水液代谢正常，二则水湿内停最易阻滞气机，故加木香以理气行水；遵东垣"脾胃不足皆为血病"的宗旨，根据"气血互根"的理论，在治气的同时，适当加入女贞子、旱莲草等补肾养血之品，可提高疗效，诸药合用健脾利湿，调肠气机而水肿自消。

案例 2： 蔡某某，男，70 岁。

主诉： 反复咳嗽咳痰 10 余年，加重 3 月。

病史： 患者 10 余年来反复出现咳嗽咳痰，多次诊断未慢性阻塞性肺病，平时对症处理症状可缓解。3 个月前因消瘦乏开始长期卧床不起，并逐渐出现咳嗽咯痰，痰色白质粘，难咯出，伴气喘，一直无特殊处理，症状进行性加重，今日由家属送至我院就诊并收入院治疗。入院症见：神清，精神尚可，形体消瘦，卧床不起，活动后明显气促，时有咳嗽，咯少量白色稀痰，痰难咯出，无心悸胸闷，无发热恶寒，无腹胀腹痛，纳眠欠佳，二便正常。

体格检查及实验室检查： 神清，精神疲倦，咳嗽，咳声低微，咳痰，痰量少色白，无血丝，质稀难咳出，动则气促，胸闷无胸痛，平素喜饮温水，无心慌心悸，无发热恶寒，纳差眠可，二便正常。形体消瘦，胸廓呈桶状胸，双肺呼吸运动对称，呼吸浅促，双肺叩诊呈过清音，听诊呼吸音明显减弱，未闻及干湿性罗音。舌红光洁无苔，脉细滑。

胸部 CT： 双肺肺气肿征，两肺野散在斑片影。

中医诊断（病名及证型）：咳嗽（痰浊阻肺）

西医诊断：慢性阻塞性肺病并下呼吸道感染

处方：气血两虚，肺肾亏虚；治以气血双补，补肺益肾，方予十全大补汤＋参蛤散＋二陈汤加减。红参 15 克、蛤蚧 1 只（磨粉冲服）、党参 30 克、茯苓 20 克、白术 20 克、甘草 10 克、熟地黄 20 克、当归 15 克、白芍 10 克、川芎 10 克、黄芪 50 克、肉桂 6 克、陈皮 10 克、鱼腥草 15 克。每日 1 剂，水煎服。3 剂 1 个疗程，1 个疗程后再行辨证加减。

复诊：

症状：服上方 3 剂后患者精神明显好转，偶有咳嗽，痰白可咳出，口干无口苦，气促较前缓解，无胸闷等不适。

证型：咳嗽（痰浊阻肺）。

处方：原方有效，患者舌苔脉同前，口干无口苦，遂予去掉原方肉桂燥热之品，加入麦冬、天花粉等滋阴之物，同时嘱饮食增强抵抗力。再服 3 剂后上诉症状均有所缓解，因患者觉中药苦口，予暂停使用。红参 15 克、蛤蚧 1 只（磨粉冲服），党参 30 克、茯苓 20、白术 20 克、甘草 10 克、熟地黄 20 克、当归 15 克、白芍 10 克、川芎 10 克、黄芪 50 克、麦冬 10 克、天花粉 10 克、陈皮 10 克、鱼腥草 15 克。每日 1 剂，水煎服。3 剂 1 个疗程，1 个疗程后再行辨证加减。

按：患者年事较高，正气渐虚，加之病情反复发作，迁延不愈，久病更伤正气，正虚推动无力则无力咳痰、四肢乏力，不良于行。气分先天与后天，先天之气匮乏则出现肾不纳气等表现，后天脾胃之气不足，除加重先天之气不足，更是出现脾胃气虚等相关临床表现，后期恶病质等症状。四诊合参，考虑本病为正气大亏，加之外邪犯肺，治以扶助正气（气血双补，补肺益肾）为主，方予十全大补汤＋参蛤散＋二陈汤加减。方药如上。患者临床症状以虚、喘、咳、痰等主要症状，考虑病之根源在于气虚，"治病求本，标本兼治"理论。故方中选用党参、茯苓、白术、甘草、熟地黄、当归、白芍、川芎、黄芪等药物补益气血，扶助正气；根据临床症状取蛤蚧纳气平喘；陈皮、鱼腥草化痰。患者服药后症状好转，但因病程长，体型羸弱，需长期慢性调理，以平衡阴阳，"巧妇难为无米之炊"，本病愈后贵在坚持。

案例3： 蔡某某，男，81岁。

主诉： 反复咳嗽咳痰气喘10余年，加重20天。

病史： 患者10余年前开始出现咳嗽咳痰，活动后气促，多于冬天及天气变化时发作，曾在外院多次诊断为"慢性支气管炎，肺气肿"，予解痉平喘等治疗，症状反复。20天前患者无诱因再次出现咳嗽，咳痰，色白质粘稠，难咯出，活动后气促，在当地医院就予抗感染、化痰治疗，症状未见明显缓解，今来我院门诊以"慢性阻塞性肺疾病急性加重"收入。入院症见：患者神清，精神尚可，咳嗽，咳痰，色白黏稠，难咯出，夜间尤甚，活动后气促，轻微头晕无头痛，无发热恶寒等不适，纳眠一般，二便正常。

体格检查及实验室检查： 神清，精神一般，咳嗽，痰白无血丝，质粘难咳出，动则气促，偶有胸闷，无胸痛，平素喜饮温水，纳差眠可，二便正常。胸廓呈桶状，双肺呼吸运动对称，呼吸运动和呼吸频率正常，双肺叩诊呈过清音，听诊呼吸音减弱，双下肺可闻及少许湿罗音，未闻及干罗音。舌紫暗，苔白厚，脉细滑。

胸部CT示： 1.慢支、肺气肿，右肺上叶尖段纤维钙化灶；2.双肺下叶基底段间质炎症；3.主动脉壁及主动脉瓣硬化；4.右侧胸腔少量积液。

中医诊断（病名及证型）： 咳嗽（痰浊阻肺）。

西医诊断： 慢性阻塞性肺病伴急性下吸道感染。

处方： 化痰降逆平喘，方予二陈汤合三子养亲汤加减。半夏12克、陈皮15克、茯苓10克、甘草9克、苏子10克、白芥子10克、莱菔子10克、葶苈子10克、党参20克、黄芪15克。每日1剂，水煎服。3剂1个疗程，1个疗程后再行辩证加减。

复诊：

上方3剂后诉偶有咳嗽，痰量较前增多，色白可咳出，气促较前明显缓解，无胸闷等不适，原方有效，患者舌苔同前，脉细，原方加茯苓、白术，同时嘱饮食、运动增强抵抗力。再服3剂后偶有咳嗽咯痰，痰少可咳出，无气促，患者要求出院，嘱其回家后继续调理，不适随诊。

中医诊断（病名及证型）： 咳嗽（痰浊阻肺）。

处方： 化痰降逆平喘。半夏 12 克、陈皮 15 克、茯苓 10 克、甘草 9 克、苏子 10 克、白芥子 10 克、莱菔子 10 克、葶苈子 10 克、党参 20 克、黄芪 15 克、茯苓 20 克、白术 10 克。每日 1 剂，水煎服。3 剂 1 个疗程，1 个疗程后再行辩证加减。

按：患者体质差，长期反复发作，与脾胃虚弱，元气虚衰密切相关。中医认为，脾胃为后天之本，"有一分胃气，就有一分生机。"故在治疗过程中，时时注意保护脾胃生机，方选二陈汤合三子养亲汤加减，同时佐以补气健脾药，方药如上。患者临床症状以喘、咳、痰等肺气失宣为主要表现，本着传统医学"治病求本，标本兼治"理论。故方中选用陈皮、半夏等化痰药物；取紫苏子、白芥子、莱菔子化痰降气以平喘；甘草调和诸药；因肺为储痰之器，脾为生痰之源，故后方予加用茯苓等健脾化痰，"正气存内，邪不可干"故予加用黄芪、党参扶扶助正气。此病病程漫长，反复发作，迁延难愈，除急性期药物调理，期望"以偏纠偏"外，更需患者平日饮食、运动调理。

案例 4： 曹某某，女，57 岁。

主诉： 反复咳嗽咳黄痰 1 年。

病史： 1 年前患者不慎受凉后开始出现咳嗽，咯痰，痰黄白质粘，当时诊断为"支气管扩张伴感染"，经抗感染、化痰平喘后症状改善出院。此后间断出现咳嗽咯痰增多，4 天前受凉后咳嗽咯痰增多，伴发热，体温约 38℃，在当地门诊输液治疗症状未见改善。今体温高达 39℃，气促明显，遂来我院就诊，门诊以"支气管扩张症"收入院。症见：神清，精神疲倦，咳嗽，咯黄白色黏痰，无血丝痰，气促胸闷，心悸，发热无恶寒，头晕头痛，无胸痛，无恶心呕吐，无腹胀腹痛，胃纳睡眠一般，二便正常。

体格检查及实验室检查： 体温 40℃，脉搏 105 次 / 分。双肺叩诊呈清音，听诊呼吸音粗，双肺后背部可闻及湿啰音，未闻及干啰音。舌淡红，苔薄黄，脉数。

胸部 CT： 双肺多发囊状支气管扩张影。

中医诊断（病名及证型）：咳嗽（痰热郁肺）

西医诊断：支气管扩张症并感染。

处方：辨治：辛凉宣泄，清肺平喘，方予麻杏石甘汤加减。麻黄 10 克、杏仁 10 克、石膏 30 克、甘草 6 克、鱼腥草 15 克、黄芩 10 克、贝母 10 克、瓜蒌 10 克。每日 1 剂，水煎服。3 剂 1 个疗程，1 个疗程后再行辨证加减。

复诊：

症状：发热消失，咳嗽减轻，痰量仍较多，痰色转白可咳出，无胸闷气促。查体：两肺仍可闻及较多湿啰音。

证型：咳嗽（痰热郁肺）。

处方：服上方 3 剂后患者症状有所缓解，继续守方治疗 1 疗程，未再复诊。麻黄 10 克、杏仁 10 克、石膏 30 克、甘草 6 克、鱼腥草 15 克、黄芩 10 克、贝母 10 克、瓜蒌 10 克。每日 1 剂，水煎服。3 剂 1 个疗程。

按：风热袭表，表邪不解而入里，或风寒之邪郁而化热入里，邪热充斥风外，故身热不解、汗出、口渴、苔黄、脉数；热壅于肺，肺失宣降，故咳逆气急。该方取麻黄之开，杏仁之降，甘草之和，倍石膏之大寒，除内外之实热，斯溱溱汗出，而内外之烦热与喘悉除矣，同时佐以黄芩增强清热之效，鱼腥草、贝母化痰，瓜蒌宽胸理气。

案例 4：陈某某，女，62 岁。

主诉：腹胀 1 年，加重 2 周。

病史：患者 1 年前无诱因出现腹胀，在外院做 CT 等检查诊断为卵巢癌、腹水、盆腔淋巴结转移，未行手术、放疗及化疗等治疗。近 2 周腹胀明显加重，今来我院门诊以"卵巢癌"收入院。病程中轻微腹痛、无阴道流血等。入院症见：神清，精神稍疲倦，腹胀，轻微腹痛，恶心欲呕，心悸，口干，无胸闷胸痛，无气促，无恶寒发热，无头晕头痛，双下肢无浮肿，纳眠欠佳，小便少，大便 3 日未解。

体格检查及实验室检查：腹部膨隆，腹壁静脉曲张，未见胃肠型及蠕动波，腹软，全腹有压痛，无反跳痛。移动性浊音阳性。舌质红，苔薄黄，脉细数。

中医诊断（病名及证型）：腹胀（肝肾亏虚）。

西医诊断：卵巢癌晚期。

处方：辨治，以滋养肝肾，活血化瘀利水为法，方用六味地黄丸合膈下逐瘀汤加减。山药15克、山萸肉15克、枸杞子10克、茯苓10克、丹皮10克、熟地黄20克、桃仁10克、当归10克、延胡索15克、赤芍15克、牛膝20克、车前子10克、泽泻10克，甘草10克。每日1剂，水煎服。5剂1个疗程。

复诊：

症状：服上方5剂后腹胀稍有减轻，食欲稍有好转，双下肢无浮肿。

证型：腹胀（肝肾亏虚）。

处方：辨治，以滋养肝肾，活血化瘀利水为法。

守上方：山药15克、山萸肉15克、枸杞子10克、茯苓10克、丹皮10克、熟地黄20克、桃仁10克、当归10克、延胡索15克、赤芍15克、牛膝20克、车前子10克、泽泻10克、甘草10克、加黄芪15克益气。

按：该病预后差，临床以对症治疗为主。岩的病因，分为内因、外因两方面：外因为六淫之邪；内因为正气不足和七情所伤。致病因素导致机体阴阳失调，脏腑功能障碍，经络阻塞，气血运行失常，气滞血瘀、痰凝毒聚等相互交结而导致瘤、岩的发生。此病关键在于早期预防，早发现，早治疗。

案例5：陈某某，男，56岁。

主诉：反复咳嗽咳痰10年，加重10天。

病史：患者慢性咳嗽咳痰10年，曾诊断为慢性支气管炎，对症治疗症状可缓解。10天前因天气变化出现咳嗽咯痰、气喘，动则加剧，同时伴有发热，曾到当地医院住院治疗，经治疗后（具体不详）未见明显缓解，后到广州医科大学第一医院（呼研所）住院诊疗当时诊断为"尘肺、中度肺动脉高压、肝囊肿"，经抗感染、化痰、解痉平喘等治疗后，症状稍缓解后于7月1日出院，出院仍有气促，现为求中药治疗于7月2日由门诊拟"尘肺、肺动脉高压"收入我科。

体格检查及实验室检查：肺气肿体征，双肺叩诊呈清音，听诊呼吸音粗，双肺可闻及明显干啰音，双下肺可闻及少量湿啰音。双下肢无水肿。舌紫暗，灰白苔，脉弦滑。

胸部 CT：两肺多发团块、结节影并间质增厚，考虑尘肺可能性大，两肺门、纵隔多发淋巴结增大、钙化，拟肝脏多发小囊肿。肺功能：极重度混合性通气功能障碍，支气管舒张试验阴性，弥散功能轻度下降；心脏彩超：三尖瓣轻度反流，肺动脉中度高压，左室收缩功能未见异常。入院查：血常规：WBC10.78×10^9/L，Neu%77.50%，HGB159g/L，PLT312×10^9/L；CRP7.42mg/L；血气分析、血生化、凝血四项均未见明显异常。

中医诊断（病名及证型）：咳嗽（痰浊阻肺）。

西医诊断：矽肺。

处方：辨治：痰瘀互结，气机失畅；治以活血化瘀，理气化痰，方予血府逐瘀汤加减。桃仁 10 克、生地黄 10 克、当归 10 克、川芎 15 克、赤芍 15 克、柴胡 10 克、制枳壳 15 克、甘草 10 克、橘梗 15 克、牛膝 20 克、丹参 20 克、紫苏子 10 克、紫苏叶 15 克。每日 1 剂，水煎服。3 剂 1 个疗程，1 个疗程后再行辩证加减。

复诊：

症状：服上方 3 剂后诉偶有咳嗽，痰量较前增多，色白可咳出，气促较前明显缓解，无胸闷等不适，原方有效，患者舌苔脉象未见明显变化。

证型：咳嗽（痰浊阻肺）。

处方：予原方加用薏苡仁、贝母、茯苓、白术等健脾化痰中药口服。再服 3 剂后偶有咳嗽咯痰，无气促，考虑患者已转为本病的稳定期，遂予办理出院，嘱其中药调理，不适随诊。

按：患者年事较高，正气渐虚，病情反复发作，迁延不愈，久病伤正气，正虚推动无力而易形成淤血。痰饮是由津液运化（肺、脾、肾、三焦气化）失常而成，淤血乃气血失调，血行不畅而致，两者可互为因果。四诊合参，考虑本病初起为喘证风寒蕴肺，因失治延误病情，结合其病史，久病致瘀，目前考虑寒、痰、瘀夹杂致病，以淤为主，方选血府逐瘀汤加减，同时佐以解表散寒药，方药如上。患者临床症状以喘、咳、痰等肺气失宣为主要表现，方药中并无明显相关用药，主要是取传统医学"治病求本，标本兼治"理论。故方中选用桃仁、当归、川芎、赤芍、牛膝、丹参等药物活血化瘀，祛瘀以其化痰，取紫苏子、紫苏叶解表，行气散寒之功，以达宽胸，理气化痰之效；橘梗为引经之药，引诸药达病所。患者服药后气滞血瘀得以缓解，痰有出处，故痰量增多，可咳出，气促得以缓解，因肺为储痰之器，脾为生痰之源，故后方予加用茯苓、白术、薏苡仁等健脾化痰。患者此次病程急性加剧，病情凶猛，病因为痰、淤互结，两者形成恶性循环，使得病程漫长，病情复杂，迁延难愈。

案例6：陈某某，女，61岁。

主诉：咳嗽、咳痰1周。

病史：一周前患者无明显诱因下开始出现咳嗽，咳白痰，自觉喉中有痰难咯出，气短胸闷，无胸痛心悸，无发热恶寒，曾在当地门诊治疗，具体不详，但症状未见明显改善。遂来就诊。症见：患者神清，精神尚可，咳嗽，无明显咯痰，自觉气短胸闷，可平卧，无胸痛心悸，无气促，无发热恶寒等不适，纳眠可，二便正常。

体格检查及实验室检查：咽部无充血，扁桃体无肿大，双肺呼吸音粗，可闻及少许干啰音，未闻及明显湿啰音。舌质红，苔黄，脉滑。

螺旋（CT）胸部平扫＋三维重建（2014年5月20）：1.左肺上叶下舌段少许纤维化病灶；2.右侧第7-9后肋陈旧性骨折；3.心影改变，提示左心室增大，建议进一步检查。

中医诊断（病名及证型）：咳嗽（风寒）。

西医诊断：急性支气管炎。

处方：辨治：祛风化痰降气，健脾益肺为治则，方选苏子降气汤合三子养亲汤加减。麻黄10克、苏子15克、前胡10克、白芥子15克、半夏10克、厚朴15克、陈皮10克、白术10克、茯苓15克、甘草10克。每日1剂，水煎服。3剂1个疗程。

复诊：

症状：服上方3剂后诉咳嗽较前缓解，晨起咳出中量白色稀痰，咳后胸闷明显减轻，无气促。

证型：咳嗽（风寒）。

处方：上方有效，守上方。麻黄 10 克、苏子 15 克、前胡 10 克、白芥子 15 克、半夏 10 克、厚朴 15 克、陈皮 10 克、白术 10 克、茯苓 15 克、甘草 10 克。

按：外邪犯肺，肺失宣降，气机上逆，治以降气平喘，祛痰止咳为要。方中苏子降气平喘，祛痰止咳，为君药。半夏燥湿化痰降逆，厚朴下气宽胸除满，前胡下气祛痰止咳共为臣药。君臣相配，降气疏壅，临床相关症状，自能药到病除。

案例 7：程某某，男，61 岁。

主诉：咳嗽、咳痰 1 月，发热 2 天。

病史：患者 1 月余前无明显诱因下始出现咳嗽，咯痰，痰黄稠，量一般，咳痰不爽，夜间明显，咳甚时伴轻微胸闷气促，当时未予重视及就诊，2 天前始出现发热，无明显恶寒，伴头痛头晕，咽部不适，全身酸困乏力，纳差，患者自服中成药小柴胡冲剂治疗，症状未得到明显改善，遂于今日来我院门诊就诊，测体温 38.0℃，为求进一步系统检查治疗，门诊拟"支气管炎"收入我科住院。

体格检查及实验室检查：咽部充血，双侧扁桃体无肿大。胸廓对称无畸形，听诊呼吸音清晰，未闻及干湿性罗音。舌质红，舌苔黄薄，脉浮。

查血常规：WBC：7.79×10^9/L、NEUT%：78.4%、CRP：15.53mg/L。。

胸部正侧位片：1. 提示支气管炎；2. 胸椎骨质增生；3. T8、9 椎体水平后缘结节影，性质待定建议进一步检查。

中医诊断（病名及证型）：咳嗽（风热犯肺）。

西医诊断：急性支气管炎。

处方：辨治，辛凉解表，疏风清热，宣肺止咳为则，方用桑菊饮合三子养亲汤加减：陈皮 15 克、半夏 15 克、苏子 15 克、莱菔子 12 克、白芥子 12 克、杏仁 10 克、菊花 12 克、橘梗 10 克、甘草 6 克、薄荷 9 克、桑叶 10 克。每日一剂，水煎服。

复诊：

症状：服上方 3 剂后诉咳嗽咳痰较前稍缓解，无发热不适，舌质红，舌苔黄薄，脉细。予原方去半夏加用白前、百部等止咳药物。

证型：咳嗽（风热犯肺）。

处方：陈皮 15 克、苏子 15 克、莱菔子 12 克、白芥子 12 克、杏仁 10 克、菊花 12 克、橘梗 10 克、甘草 6 克、薄荷 9 克、桑叶 10 克、白前 10 克、百部 10 克。每日一剂，水煎服。

按：风温之邪外伤皮毛，上犯于肺，导致肺气不宣，故以身热咳嗽为主证。方中桑叶、菊花甘凉清热，疏散上焦风热，且桑叶善走肺络、清泻肺热为主药。辅以薄荷助桑、菊疏散上焦之风热；杏仁、橘梗以宣肺止咳；三子、陈皮化痰；甘草调和诸药，且有疏风清热、宣肺止咳作用。

案例 8：冯某某，女，51 岁。

主诉：恶寒发热咽痛 4 天。

病史：患者 4 天前不慎受凉后出现发热恶寒，体温 38.0℃，伴咽痛咽干，当时无鼻塞流涕，无明显咳嗽咯痰，曾到当地门诊治疗，予治疗后发热无明显缓解，遂来就诊。症见：神清，精神稍倦，暂无发热恶寒，咽痛明显，无声音嘶哑，鼻塞无流涕，头痛无头晕，无咳嗽咳痰，无胸闷气促等不适，口干无口苦，纳差眠一般，二便调。

体格检查及实验室检查：【体征】口唇无紫绀，咽部充血，左侧扁桃体 III° 肿大，可见少量脓点，右侧扁桃体 I° 肿大，可见脓性分泌物，双肺呼吸音清，未闻及明显干湿罗音；舌红，苔薄黄，脉浮。

血常规：WBC12.0×10^9/L，N85%。

中医诊断（病名及证型）：外感热病（风热）。

西医诊断：急性化脓性扁桃体炎。

处方：辛凉透表，清热解毒为法，方选银翘散加味：金银花 10 克、连翘 10 克、甘草 10 克、竹叶 20 克、荆芥 15 克、牛蒡子 10 克、大青叶 10 克、蒲公英 10 克、橘梗 10 克、薄荷 10 克、苍耳子 15 克、牛蒡子 10 克。每日 1 剂，水煎服。3 剂 1 个疗程，1 个疗程后再行辨证加减。

复诊：

症状：服上方 3 剂后诉咽痛明显缓解。查体：双侧扁桃体 2 度肿大，脓点消失。

证型： 外感热病（风热）

处方： 服上方有效，继续服用上方 1 疗程，同时调理饮食，加强锻炼，提高身体免疫力。金银花 10 克、连翘 10 克、甘草 10 克、竹叶 20 克、荆芥 15 克、牛蒡子 10 克、大青叶 10 克、蒲公英 10 克、橘梗 10 克、薄荷 10 克、苍耳子 15 克、牛蒡子 10 克。

按： 温病初起，邪在卫分，卫气被郁，开合失司，故发热；风热搏结气血，蕴结成毒，热毒侵袭肺系门户，则见咽喉红肿疼痛。据"风淫于内，治以辛凉，佐以苦甘；热淫于内，治以咸寒，佐以甘苦"，故本案予银翘散治之。

案例 9： 何某某，男，71 岁。

主诉： 反复咳嗽咳痰气喘 5 年，加重 1 天。

病史： 患者 5 年前开始出现咳嗽咳痰，活动后气喘，多于冬天及天气变化时发作，曾多次在当地门诊治，予解痉平喘等治疗，症状反复。1 天前患者无明显诱因再次出现气喘，动则加重，不能平卧，咳嗽较前加重，咳痰，痰黄色白色，无发热恶寒，遂至我院门诊以"慢性阻塞性肺疾病"收入我科。入院症见：患者神清，精神疲倦，气促，动则加重，不能平卧，偶有咳嗽咳痰，痰黄色白，胸闷心悸，无发热恶寒，无头晕头痛，无腹胀腹痛，颜面及四肢无浮肿，无夜间阵发性呼吸困难，纳眠一般，二便正常。

体格检查及实验室检查： 胸廓呈桶状胸，双肺呼吸运动对称，呼吸运动和呼吸频率正常，双肺叩诊呈过清音，听诊呼吸音稍粗，双下肺可闻及捻发音，余部位未闻及明显干湿啰音。心相对浊音界左界扩大，心率 92 次／分，律不齐，各瓣膜听诊区未闻及杂音。

心脏彩超： 1. 左房稍大。2. 主动脉瓣轻度反流。3. 二尖瓣中 – 重度反流。4. 三尖瓣轻度反流。5. 左室舒张功能减低（I 期）。胸部 CT：1. 慢支肺气肿并右肺肺大泡；2. 右肺上叶纤维病灶；3. 右肺中叶、左肺下叶基底段炎症；4. 双侧胸腔少量积液，胸膜增厚；5. 心影增大，以左心增大为著；6. 主动脉硬化。心电图：频发房性早搏，个别成对出现，偶伴短阵房性心动过速；左心室肥厚。T 波异常。

中医诊断（病名及证型）：咳嗽（痰湿蕴肺）。

西医诊断：慢性阻塞性肺病并下呼吸道感染。

处方：宣肺降气，清热化痰。予定喘汤治之。白果9克、炙麻黄12克、法半夏10克、款冬花9克、桑白皮（蜜炙）9克、苏子10克、黄芩6克、甘草6克、杏仁6克。每日1剂，水煎服。3剂1个疗程，1个疗程后再行辨证加减。

复诊：

症状：上方3剂后诉活动后轻微气促，偶有咳嗽，痰量较前增多，黄白相间，可咳出，患者舌苔脉象未见明显变化。

证型：咳嗽（痰湿蕴肺）。

处方：原方有效，于原方加瓜蒌、胆南星等药增强化痰之功，患者因病情好转出院，回访示偶有轻微咳嗽，余无不适。

按：据张秉成《成方便读》卷2："治肺虚感寒，气逆膈热，而成哮喘等证。夫肺为娇脏，畏热畏寒，其间毫发不容，其性亦以下行为顺，上行为逆。若为风寒外束，则肺气壅闭，失其下行之令，久则郁热内生，于是肺中之津液，郁而为痰，哮嗽等疾所由来也。然寒不去则郁不开，郁不开则热不解，热不解则痰亦不能遽除，哮咳等疾，何由而止？故必以麻黄、杏仁、生姜开肺疏邪，半夏、白果、苏子化痰降浊，黄芩、桑皮之苦寒，除郁热而降肺，款冬、甘草之甘润，养肺燥而益金。数者相助为理，以成其功。"

案例10： 胡某某，女，81岁。

主诉：咳嗽、咳痰10余天。

病史：患者诉其10余天前因不慎受寒着凉后开始出现咳嗽，咯少量白色稀痰易咯，伴剑突下不适，无泛酸嗳气，无鼻塞流涕，无头晕头痛，无气促，曾于5月25日至当地镇医院住院治疗，当时查胸片提示支气管炎，主动脉粥样硬化；查血常规示WBC1.77×10^9/L，N%39.8%，L%47.5%，RBC2.89×10^{12}/L，Hb94g/L。治疗上予抗感染、化痰止咳等处理。5月28日复查血常规WBC2.04×10^9/L，N%39.8%，L%46.2%，RBC3.07×10^{12}/L，Hb98g/L。当地医院未除外血液系统疾病遂建议其转上级医院治疗，并于今日办理出院并来我院急诊就诊并收入我科。

体格检查及实验室检查：【初诊】：患者神志清，精神稍倦，咳嗽，咳少量白色稀痰，剑突下少许不适，无泛酸嗳气，无腹胀腹痛，无气促，无胸闷痛，无发热恶寒等不适，纳眠一般，二便正常。双肺听诊呼吸音减弱，未闻及干湿啰音。舌淡，苔薄白，脉细。螺旋（CT）胸部平扫＋三维重建：1. 双上肺多发纤维增殖灶，部分钙化；2. 主动脉及冠状动脉钙化。血常规示 WBC2.1×10^9/L，N%42.8%，L%43.5%，RBC2.5×10^{12}/L，Hb92g/L。

中医诊断（病名及证型）：咳嗽（风寒袭肺）。

西医诊断：急性支气管炎。

处方：辨治：益气解表，宣肺化痰，方参苏饮加减：人参20克、半夏10克、茯苓10克、陈皮15克、甘草9克、干葛10个、紫苏10克、前胡10克、橘梗10克、生姜（厚7片）、海螵蛸30克。

复诊：

症状：服上方3剂后患者咳嗽有所减轻，痰量减少，夜间咳嗽较白天多，无发热、气喘等。舌质淡，舌苔薄白，脉细。

证型：咳嗽（风寒袭肺）。

处方：辨治：益气解表，敛肺止咳。原方加五味子、枇杷叶。人参20克、半夏10克、茯苓10克、陈皮15克、甘草9克、干葛10个、紫苏10克、前胡10克、橘梗10克、生姜（厚7片）、海螵蛸30克、五味子10克、枇杷叶10克。

按：虚人外感风寒，内伤痰饮，致病缠绵难愈，治疗当扶正为主，兼以祛邪。风寒客于外，故用紫苏、干葛以发表；痰嗽壅于内，故用半夏、前胡、橘梗、陈皮、茯苓以安里；邪去之后，中外必虚，人参、甘草急固其虚。此则表和而邪出，里和而气不虚。

案例11： 黄某某，男，61岁。

主诉：咳嗽、咳黄痰1周。

病史：一月前患者不慎受凉后出现咳嗽，咯黄色粘痰，咳甚时气促，间中发热

（具体体温不详），痰中带少许血丝。无恶寒，曾于当地门诊输液治疗，具体不详，症状时有好转，但仍反复咳嗽咯痰，活动后少许气促，今日遂来我院门诊就诊并收入我科。

体格检查及实验室检查：神清，精神可，咳嗽，咯黄白色粘痰，咳甚时气促，痰中带血，发热恶寒。无胸闷心悸，无头晕头痛，无胸痛，无鼻塞流涕，纳眠可，大小便正常。最近体重无明显下降。体征：体温 36.4℃，脉搏 80 次 / 分，呼吸 21 次 / 分，血压 150/90mmHg。双肺呼吸音稍粗，未及明显干湿性啰音。舌暗，苔滑，脉弦滑。

胸部 CT 示：1. 双肺上叶尖后段继发性肺结核，以纤维、空洞为主型；2. 右肺中叶、双肺下叶多发小结节影并钙化，考虑良性病变（结核瘤）可能性大，建议随访复查；3. 右肺中叶及双肺下叶慢性炎症；4. 右肺门、纵隔内多发淋巴结钙化。

中医诊断（病名及证型）：咳嗽（风热犯肺）。

西医诊断：急性支气管炎。

处方：辨治：清肺化痰、止咳平喘；方用涤痰汤加减。茯苓 10 克、人参 20 克、甘草 10 克、橘红 10 克、胆南星 15 克、半夏 10 克、竹茹 10 克、紫菀 10 克、桃仁 10 克、川芎 10 克。每日 1 剂，水煎服。

复诊：

症状：服上方 3 剂后患者发热及痰中带血消失，仍有咳嗽、咳少许黄痰，痰黏难咯。

证型：咳嗽（风热犯肺）

处方：清热润肺，化痰止咳。原方加麦冬、沙参。茯苓 10 克、人参 20 克、甘草 10 克、橘红 10 克、胆南星 15 克、半夏 10 克、竹茹 10 克、紫菀 10 克、桃仁 10 克、川芎 10 克、麦冬 10 克、沙参 10 克。

按：缘患者年老，脏腑功能渐渐虚衰，肺卫虚衰，卫外不固，导致邪气犯肺，肺气失宣，脾失健运，酿湿成痰，脾为生痰之源，肺为储痰之器，脾肺失司，故见咳嗽、咯痰；肺朝百脉，肺气失调，心脉失养，痰郁生热，热与痰相搏，阻于肺络，肺气不利故咳痰黄稠而气喘。

案例 12： 黄某某，男，48 岁。

主诉： 发热、咳嗽、咳痰 20 余天。

病史： 患者 20 多天前无明显诱因下发热，伴咳嗽、咳黄痰、咽痛、右胸痛，无胸闷气促，无恶心呕吐，无腹痛、腹泻等不适，未重视及处理。于 2015 年 4 月 26 日上述症状加重，到清远市人民医院住院治疗。

经做胸腹部 CT 诊断为 "1.肝脓肿；2.败血症；3.双肺细菌性肺炎并右侧胸腔积液；4.II 型糖尿病；5.原发性高血压 2 级高危组" 予抗感染等治疗，仍反复发热，要求来我院求中医治疗。

体格检查及实验室检查： 咽部无充血，扁桃体无肿大。双肺听诊呼吸音清，可闻及散在湿罗音。舌红，苔薄白，脉数。辅助检查：胸部 CT 提示：考虑双肺炎症。血培养提示：肺炎克雷伯杆菌（对青霉素、头孢菌素、喹诺酮敏感）。上腹部增强 CT 提示：肝脏多发低密度灶，考虑炎性病变，肝脓肿可能性大；肝内胆管略扩张；右侧心膈多发淋巴结；考虑双肺炎症，较前进展，右侧胸腔积液。

中医诊断（病名及证型）：咳嗽（风热犯肺）。

西医诊断：败血症、肺脓肿、肝脓肿。

处方： 养阴益气，清散余邪，方予四君子汤汤 + 竹叶石膏加减。麦冬 15 克、党参 20 克、茯苓 12 克、白术 12 克、黄芩 12 克、甘草 6 克、竹叶 10 克、石膏 15 克、法半夏 10 克、粳米 10 克。每日 1 剂，水煎服。3 剂 1 个疗程，1 个疗程后再行辨证加减。

复诊：

症状： 服上方 3 剂后无发热，诉偶有咳嗽，原方有效，患者舌苔脉象未见明显变化。

证型： 咳嗽（风热犯肺）。

处方： 加用黄芪等扶助正气。麦冬 15 克、党参 20 克、茯苓 12 克、白术 12 克、黄芩 12 克、甘草 6 克、竹叶 10 克、黄芪 20 克、石膏 15 克、法半夏 10 克、粳米 10 克。

每日 1 剂，水煎服。3 剂 1 个疗程。

按：患者急性发作，病程偏长，经治疗转为正虚邪恋，表现为余热未尽，气阴两伤，治疗重在扶正祛邪，祛邪而不伤正。方中竹叶、石膏清热除烦为君；党参、茯苓、白术健脾补气，麦冬益气养阴；半夏降逆平喘；甘草、粳米调养胃气为使。诸药合用，使热祛烦除，气复津生，胃气调和，诸证自愈。

案例 13： 赖某某，男，79 岁。

主诉：反复咳嗽咳痰气喘 10 年，加重 1 天。

病史：患者 10 年前受凉后出现咳嗽、咳痰、气喘，多次诊断为"慢性阻塞性肺疾病"，予抗感染、解痉平喘、止咳化痰等治疗后症状可改善。病情反复发作，常在天气变化时加重。1 天前患者诉气促加重，伴胸闷心悸，经休息不能缓解，遂到我院门诊以"慢性阻塞性肺病急性加重"收入我科。经抗感染等治疗 1 周后，患者仍诉动则明显气促，咳嗽，痰粘难咳，要求中医调理。刻诊：神清，精神一般，咳嗽，咳声低微，咳痰，量少色白，质粘难咳出，动则气促，偶有胸闷心悸，无胸痛，平素喜饮温水，无头晕头痛，无发热恶寒，无双下肢水肿，无夜间阵发性呼吸困难，纳差眠可，二便正常。

体格检查及实验室检查：双肺叩诊呈清音，听诊呼吸音粗，双肺可闻及散在湿罗音，未闻及明显干啰音。心尖搏动位于剑突部，节律不齐，各瓣膜听诊未闻及明显杂音。舌紫暗，苔白，脉细滑。

心脏彩超：肺动脉压力 40cmH$_2$O，三尖瓣中度返流，右室增大。

中医诊断（病名及证型）：咳嗽（痰湿蕴肺）。

西医诊断：1. 慢性阻塞性肺病伴急性加重 2. 慢性肺源性心脏病 3. 高血压病 1 级极高危组。

处方：痰湿蕴结，肺肾气虚；治以理气化痰，补肾纳气，方予金匮肾气丸 + 参蛤散 + 二陈汤加减。红参 15 克、蛤蚧 1 只（磨粉冲服）、干地黄 15 克、广山药 20 克、山萸黄 15 克、肉桂 6 克、附子 3 克、白术 20 克、丹参 20 克、茯苓 20 克、陈皮 10 克、鱼腥草 15 克、郁金 15 克、甘草 10 克。每日 1 剂，水煎服。3 剂 1 个疗程，

1 个疗程后再行辨证加减。

复诊：

症状： 服上方 3 剂后诉偶有咳嗽，痰量较前增多，色白可咳出，气促较前明显缓解，无胸闷等不适，患者舌苔同前（苔白），脉细。

证型： 咳嗽（痰湿郁肺）。

处方： 原方有效，予原方加入黄芪、龙眼肉等补益之品，同时嘱饮食增强抵抗力。再服 3 剂后偶有咳嗽咯痰，痰少可咳出，无气促，患者要求出院，嘱其回家后继续调理，不适随诊。红参 15 克、蛤蚧 1 只（磨粉冲服）、干地黄 15 克、广山药 20 克、山茱萸 15 克、肉桂 6 克、附子 3 克、白术 20 克、茯苓 20 克、陈皮 10 克、鱼腥草 15 克、郁金 15 克、丹参 20 克、甘草 10 克、黄芪 15 克、肉桂 15 克。

按：《类证治裁·喘症》说："肺为气之主，肾为气之根，肺主出气，肾主纳气，阴阳相交，呼吸乃和。"患者病程长，久病伤肾，肾不纳气，临床表现为呼吸表浅，动则气促，故予金匮肾气丸＋参蛤散。痰为该患者之宿根，结合脉象及临床症状，故加用二陈汤理气化痰。

案例 14： 黎某，男，83 岁。

主诉： 咳嗽咳痰 1 个月。

病史： 患者 1 月前无明显诱因下出现咳嗽咳痰，痰多色白易咳出，气促，无发热恶寒，无头晕头痛，无气喘，无心悸胸痛等不适，曾在当地门诊就诊及治疗（具体不详），经治疗后咳嗽减轻，痰难咯出，胸闷不舒，遂今来就诊。初诊：神清，精神可，咳嗽咳痰，量少色白，难咳出，咳甚时伴胸闷气促，偶有口干无口苦，无心悸胸痛，无发热恶寒等不适，胃纳可，小便频多，大便调。

体格检查及实验室检查： 双肺叩诊呈清音，听诊呼吸音粗，闻及湿啰音及少许干啰音。舌质淡，苔白，脉弦滑。

胸片： 两肺纹理增多纹理模糊。

中医诊断（病名及证型）： 咳嗽（风寒袭肺）。

西医诊断： 急性支气管炎。

处方：辨治：祛风理肺化痰、止咳；方予杏苏散加减。麻黄 10 克、苏叶 12 克、半夏 10 克、茯苓 10 克、前胡 10 克、杏仁 10 克、苦橘梗 10 克、枳壳 10 克、橘皮 10 克、甘草 6 克、大枣 7 枚。每日 1 剂，水煎服。

复诊：

症状：服药 3 剂后患者咳嗽明显减轻，痰量减少。无咽部不适等症状。

证型：咳嗽（痰浊阻肺）。

处方：辨治：敛肺止咳化痰。上方中加五味子 10 克敛肺。麻黄 10 克、苏叶 12 克、半夏 10 克、茯苓 10 克、前胡 10 克、杏仁 10 克、苦橘梗 10 克、枳壳 10 克、橘皮 10 克、甘草 6 克、大枣 7 枚、五味子 10 克。

按：遵《素问·至真要大论》"燥淫于内，治以苦温，佐以甘辛"之旨，治当轻宣凉燥为主，辅以理肺化痰。方中苏叶辛温不燥，发表散邪，宣发肺气，使凉燥之邪从外而散杏仁苦温而润，降利肺气，润燥止咳；前胡疏风散邪，降气化痰，既协苏叶轻宣达表，又助杏仁降气化痰橘梗、枳壳一升一降，助杏仁、苏叶理肺化痰。半夏、橘皮燥湿化痰，理气行滞，茯苓渗湿健脾以杜生痰之源生姜、大枣调和营卫以利解表，滋脾行津以润干燥。

案例 15：李某某，男，78 岁。

主诉：反复咳嗽咳痰气喘 8 年，加重 1 天。

病史：患者于 8 年前无明显诱因出现反复咳嗽，咯白色稀痰，活动后气促，无胸闷胸痛，每遇天气变化或感冒后咳嗽咯痰症状即加重。2 年前活动后气喘加重，伴有心悸胸闷，无夜间阵发性呼吸困难，曾多次诊断为"1. 慢性阻塞性肺疾病；2. 慢性肺源性心脏病 3. 冠心病"。今晨患者再次出现咳嗽，咯痰较多，痰白质粘，难咳，嗜睡，无发热恶寒，伴言语含糊及全身乏力，由我院救护车接回我院，直接送我科专科治疗。入院症见：嗜睡，意识欠清，偶有咳嗽，咳声低微，咯白色黏痰，气促，活动后明显加重，时有心悸，无腹胀腹痛，纳差，眠可，二便调。经无创呼吸机辅助呼吸，抗感染治疗 3 天后症状明显好转，但仍气促，动则加重，无法脱机，遂予中药鼻饲辅助调理。

体格检查及实验室检查：口唇发绀，双肺叩诊呈清音，听诊呼吸音粗，双下肺可闻及少量湿罗音，未闻及明显干啰音。舌紫暗，苔白，脉弦滑。

胸部 CT：双肺肺气肿征象，双肺散在片絮影。

动脉血气分析：PaO_2 58mmHg、$PaCO_2$ 68mmHg。

中医诊断（病名及证型）：肺胀（寒痰阻肺）。

西医诊断：慢性阻塞性肺病急性发作、慢性呼吸衰竭 II 型。

处方：痰湿蕴结，肺气失宣，肾不纳气；治以理气化痰，补肺纳肾，方予二陈汤 + 补肺汤 + 参蛤散加减。太子参 30 克、白术 20 克、茯苓 20 克、陈皮 10 克、姜水半夏 10 克、石菖蒲 15 克、鱼腥草 15 克、郁金 15 克、丹参 20 克、广山药 30 克、甘草 10 克、蛤蚧 1 对（研磨冲服）。每日 1 剂，水煎服。3 剂 1 个疗程。

复诊：

症状：服上方 3 剂后自觉气促减轻，偶有咳嗽，痰色白可咳出，无胸闷等不适，潮气量明显改善，予脱机。

证型：肺胀（寒痰阻肺）。

处方：原方有效，患者舌苔脉象未见明显变化，予守方治疗。再服 3 剂后偶有咳嗽咯痰，痰量较前减少，或活动后轻微气促，考虑患者已转为本病的稳定期，嘱其继续调理，不适随诊。太子参 30 克、白术 20 克、茯苓 20 克、陈皮 10 克、姜水半夏 10 克、石菖蒲 15 克、鱼腥草 15 克、郁金 15 克、丹参 20 克、广山药 30 克、甘草 10 克、蛤蚧 1 对（研磨冲服）。每日 1 剂，水煎服。

按：患者年事较高，正气渐虚，病情反复发作，迁延不愈，久病伤肾，病位在肺，故予补肺汤 + 参蛤散，补肺肾定喘嗽。痰为本病之宿疾，故予二陈汤加减。该患者主要表现为正虚邪恋，治疗应以扶正为主，兼顾驱邪，力争驱邪不伤正，这也是该病人未使用胆南星等强力祛痰药物。

案例 16：梁某某，男，59 岁。

主诉：咳嗽、咳痰 3 月，咯血 1 天。

病史：患者于 3 个月前开始无明显诱因出现咳嗽，咯血痰，无胸痛气促，无发热恶寒，无恶心呕吐，无腹胀腹痛，颜面及四肢无浮肿，无夜间阵发性呼吸困难，患者未予重视，未系统诊疗。13 年 12 月 24 日曾因咯血于我院住院，诊断为"陈旧性肺结核、肺部感染"，给予抗感染等治疗后症状好转出院。1 天前患者再次出现咯血，量约 20ml，遂于今日至我院门诊就诊，为进一步治疗以"咯血查因"收入我科住院治疗。

体格检查及实验室检查：神清，精神一般，咳嗽，咯红色血丝痰，量一般，咽干口苦，胸胁部胀闷，无心悸气促，无发热恶寒等不适，纳眠一般，二便正常。双肺叩诊呈清音，听诊呼吸音正常，双下肺可闻及湿啰音，未闻及明显干罗音。舌淡红，苔薄黄，脉弦。

螺旋（CT）胸部平扫示："1. 左上肺陈旧性肺结核，支气管扩张、双肺多发肉芽增殖灶；2. 左上肺下舌段慢性炎症；3. 右肺中叶内侧段征象，考虑少许炎性病变；4. 主动脉及冠状动脉硬化；5. 胸椎退行性变；6. 甲状腺征象，性质待定，建议进一步检查"，诊断为"陈旧性肺结核、肺部感染"。

中医诊断（病名及证型）：咳嗽（风热郁肺）。

西医诊断：支气管扩张并咯血。

处方：清肝宁肺，凉血止血；方予咳血方加减。诃子 10 克、瓜蒌仁 12 克、青黛 9 克、山栀子 10 克、川贝 10 克、枇杷叶 10 克、蜂蜜一勺冲服。

复诊：

症状：服上方三剂后患者咳嗽减轻，咯血基本消失，舌脉相同前。

证型：咳嗽（风热郁肺）。

处方：诃子 10 克、瓜蒌仁 12 克、青黛 9 克、山栀子 10 克、川贝 10 克、枇杷叶 10 克、蜂蜜一勺冲服。

按：肺者，至清之脏，纤芥不容，有气有火则咳，有痰有血则嗽。咳者有声之名，嗽者有物之义也。肝火灼肺，损伤肺络，血渗上溢，故见痰中带血肝火内炽，故胸胁作痛，咽干口苦、舌红苔黄，脉弦数为火热炽盛之征。是证病位虽在肺，但病本则在肝。按治病求本的原则，治当清肝泻火，使火清气降，肺金自宁。青黛、山栀降火，诃子敛肺。方中无治血之药，而血止，是因火去而血自止也。

案例 17： 林某某，男，29 岁。

主诉： 发热 1 周。

病史： 患者于 1 周前无明显诱因出现发热，头痛，体温 38℃~39℃，轻微鼻塞流涕，咳少许黄白痰，感咽干咽痛，无明显恶寒，无胸闷心悸等不适，在当地诊所治疗 3 天效果不好，上述症状无明显缓解，遂来我院求治。

体格检查及实验室检查： 患者神清，精神疲倦，全身乏力，发热无恶寒，恶心欲呕，头晕，无天旋地转感，感头痛，无抽搐，无汗出，轻微鼻塞无流涕，轻微咽痛，无声音嘶哑，偶咳嗽，咳少量黄白色粘痰，无胸闷气促，无心慌心悸，无腹胀腹痛，口干口苦，二便正常。体征：T37.6℃，P72 次 / 分，咽部稍充血，双侧扁桃体 II 度肿大；双肺呼吸音稍粗，未闻及明显干湿罗音及哮鸣音；舌质红，苔薄黄，脉数。

中医诊断（病名及证型）：外感热病（风热）。

西医诊断：急性扁桃体炎。

处方： 和解表里，和胃降逆；方予小柴胡汤加减。柴胡 30 克、黄芩 18 克、人参 18 克、法半夏 10 克、甘草炙 10 克、生姜切 12 克、大枣 7 枚。每日 1 剂，水煎服；3 剂 1 个疗程。

复诊：

症状： 服上方 3 剂后患者发热消失，咳嗽、咳较多黄痰，痰黏但咯。

证型： 外感热病（风热）。

处方： 和解表里，清热化痰；原方加苦杏仁、胆南星、柴胡 30 克、黄芩 18 克、人参 18 克、法半夏 10 克、甘草炙 10 克、生姜切 12 克、大枣 7 枚、苦杏仁 10 克、胆南星 10 克。每日 1 剂，水煎服。3 剂 1 个疗程。

按：阳病证，邪不在表，也不在里，汗、吐、下三法均不适宜，只有采用和解方法。本方中柴胡透解邪热，疏达经气；黄芩清泄邪热；法夏和胃降逆；人参、炙甘草扶助正气，抵抗病邪；生姜、大枣和胃气、生津。诸上可使邪气得解，少阳得和，上焦得通，津液得下，胃气得和，有汗出热解之功效。

案例 18：刘某某，男，57 岁。

主诉：咳嗽咳痰 1 月。

病史：患者既往有肝炎肝硬化病史，于 1 个多月前无诱因出现咳嗽，咳痰，痰少色白，呈阵发性连声咳，自行口服中成药，症状未见明显减轻，来我院门诊行胸片示双肺纹理增强，考虑右中肺野硬结灶。为进一步治疗，今由门诊以"咳嗽查因"收入我科住院治疗。入院症见：患者神清，精神一般，咳嗽，呈阵发性连声咳，咳痰，痰少色白，可咳出，咽痒无咽痛，无发热恶寒，无胸闷心悸，无气促，无腹胀腹痛，颜面及四肢无浮肿，无夜间阵发性呼吸困难，纳眠一般，二便正常。查体：咽部充血，扁桃体无肿大。双肺叩诊呈清音，听诊呼吸音清，未闻及明显干湿啰音。

体格检查及实验室检查：患者神清，精神一般，咳嗽，呈阵发性连声咳，咳痰，痰少色白，可咳出，咽痒无咽痛，无发热恶寒等不适，纳眠一般，二便正常。查体：咽部充血，扁桃体无肿大。双肺未闻及明显干湿啰音。舌质淡，苔白，脉弦缓。

入院查胸部 CT：1.左下肺感染；2.右下肺小结节，考虑肉芽增生，建议随访；3.肝硬化、脾大，建议上腹部 CT 平扫并增强扫描；4.胆囊结石。目前诊断：1.社区获得性肺炎。2.病毒性肝炎肝炎肝硬化并食管静脉重度曲张套扎术后。

中医诊断（病名及证型）：咳嗽（痰浊阻肺）。

西医诊断：肺炎。

处方：宣利肺气，化痰止咳。投止嗽散治之。荆芥 10 克、百部 10 克、紫菀 10 克、陈皮 12 克、甘草 6 克、橘梗 10 克、白前 10 克、地龙 6 克、贝母 10 克。每日 1 剂，水煎服。3 剂 1 个疗程，1 个疗程后再行辨证加减。

复诊：

症状：服上方 3 剂后患者咳嗽明显减轻，痰量减少。无明显胸闷、气喘。服上方有效。

证型：咳嗽（痰浊阻肺）。

处方：复诊咳嗽减轻，晨起可咳出大量稀痰，原方有效，患者舌苔脉象未见明显变化，予守方治疗再服 3 剂，后未再复诊，考虑临床康复。荆芥 10 克、百部 10 克、紫菀 10 克、陈皮 12 克、甘草 6 克、橘梗 10 克、白前 10 克、地龙 6 克、贝母 10 克。每日 1 剂，水煎服。3 剂 1 个疗程。

按：程钟龄说止嗽散"温润平和，不寒不热，既无攻击过当之虞，大有启门逐贼之势"。该患者以咳嗽为主诉，无发热恶寒等不适，方中紫菀、百部、白前止咳化痰，治咳嗽不分久新，皆可取效；橘梗、陈皮宣肺止咳消痰；贝母化痰，地龙解痉，荆芥祛风解表，甘草调和诸药；诸药与橘梗配合，能引药至肺经。诸药合用，共奏止咳化痰，解表之效。

案例 19：刘某，男，65 岁。

主诉：咳嗽咳痰气喘半年，加重半月。

病史：患者半年前因咳嗽咳痰气喘，在广州呼吸病研究所诊断为韦格纳肉芽肿，长期口服醋酸泼尼松治疗。半月前自觉咳嗽咳痰较前加重，咳较多白色粘痰，无血丝，活动后轻微气促，并伴有头痛，无头晕，无胸闷胸痛，纳差眠可，二便正常。当时为求系统治疗，予我院住院治疗，入院查经抗感染、解痉化痰、活血化瘀等对症治疗，症状稍好转。患者要求中药治疗，适时郭老前来我院坐诊，遂由住院医师带往诊治。

体格检查及实验室检查：咳嗽咯痰，色白量多易咳，声音嘶哑，头痛，左侧痛甚，持续性刺痛，疼痛难忍，性情急躁，二便如常，舌淡红，少苔，脉细。查：血压 145/80mmHg。扁桃体无红肿。双肺听诊呼吸音减弱，可闻及散在局限性湿罗音。

头部 + 胸部 CT：1. 右侧丘脑腔隙性脑梗塞；2. 两肺多发结节及肿块伴空洞形成复查，与 2013–12–09 日片比较，现两肺病灶较前增大，考虑肉芽肿性病变；3. 纵隔淋巴结肿大。血常规示：WBC：19.50×10^9/L，NEU%：88.40%，CRP：102.77mg/L，HGB：104g/L。余生化指标未见明显异常。

中医诊断（病名及证型）：咳嗽（痰湿蕴肺）。

西医诊断：韦格纳肉芽肿。

处方：痰湿蕴肺，肺卫气虚；予二陈汤加减。苏子 10 克、杏仁 10 克、陈皮 15 克、半夏 15 克、茯苓 15 克、浙贝母 20 克、瓜蒌壳 15 克、海浮石 20 克、生甘草 5 克、鱼腥草 20 克、橘梗 15 克、莪术 10 克。每日 1 剂，3 剂一疗程。

复诊：

症状： 患者服上方 3 剂后诉咳嗽减轻，痰量明显减少，声音嘶哑同前，头痛稍缓解，原方有效，患者舌苔脉象未见明显变化。

证型： 咳嗽（痰湿蕴肺）。

处方： 原方重用莪术 15 克、加用红花 10 克、酒大黄 10 克、射干 10 克、马勃 10 克。

按： 四诊合参，患者临床症状表现为一派实证，但结合其病史、舌脉，与【内经】"至虚有盛候"相符，考虑为虚实夹杂。因患者处于本病急性期，治疗上以止咳祛痰为主以治其标，故予苏子、杏仁止咳；陈皮、半夏、浙贝母、海浮石、鱼腥草等药物祛痰，橘梗为引经之药，引诸药达病所。肺为储痰之器，脾为生痰之源，治疗上予茯苓健脾以治本。久病致瘀，予莪术活血化瘀。患者突发声音嘶哑，考虑为金实不鸣，治疗上针对宣肺化痰的病因治疗。头部刺痛，但头部 CT 不能解释其临床症状，考虑"怪病多由痰作祟""不通则痛"，治疗上针对"痰"病因治疗，同时加用莪术活血化瘀治疗。患者服用三次之后，临床咳嗽咯痰症状较前好转，故予守方治疗，同时针对头痛加用活血化瘀之药，酒大黄善行，引药致头部，活血而不留瘀。射干、马勃开音化痰对症治疗。综述体现了急则治其标，缓则治其本，标本兼治的治则，以期达到阴阳协调，使病无所由。

案例 20： 刘某某，男，34 岁。

主诉： 反复咳嗽咳痰 6 年，加重 2 天。

病史： 患者于 6 年前始出现咳嗽、咳少量白色粘痰，当时未予重视及作系统诊治，此后冬春季节天气变化间中发作，并逐渐出现活动后气促，曾多次在当地门诊就诊，一直未系统检查及治疗，症状反复。昨天患者上述症状加重，伴发热，体温 39.5℃，在当地卫生院治疗，症状好转，为进一步治疗于今日来我院门诊就诊，门诊胸片示：肺气肿征象；右下肺淡薄影，考虑炎性病变，建议治疗后复查。

体格检查及实验室检查： 神清，精神一般，咳嗽，咳较多黄白色痰，轻微胸闷气促，活动后加重，发热无恶寒，无胸痛，无心慌心悸，无头晕头痛，无鼻塞流涕，无咽痛，无嗳气反酸、恶心呕吐，无腹胀腹痛，无四肢麻木、乏力，口干无口苦，无夜间阵发性呼吸困难，纳眠可，二便正常。体征：T38.1℃ P105 次 / 分，R24 次 / 分，BP138/79mmHg。桶状胸；双肺呼吸音减弱，双肺可闻及干湿性啰音；舌红，苔黄白，脉滑。

中医诊断（病名及证型）：咳嗽（痰热郁肺）。

西医诊断：慢性支气管炎急性发作。

处方：宣肺降气，清热化痰，方予定喘汤加减。麻黄 12 克、杏仁 10 克、桑白皮 12 克、黄芩 10 克、法半夏 10 克、苏子 10 克、款冬花 10 克、白果 6 克、甘草 6 克。每日 1 剂，水煎服。3 剂 1 个疗程，1 个疗程后再行辨证加减。

复诊：

症状：服上方 3 剂后患者咳嗽减轻，黄痰减少，仍感活动后胸闷、气短。查体：肺气肿征，两肺干湿啰音明显减少。

证型：咳嗽（痰热郁肺）。

处方：上方有效，宣肺降气，清热化痰，加胆南星清肺热。麻黄 12 克、杏仁 10 克、桑白皮 12 克、黄芩 10 克、胆南星 10 克、法半夏 10 克、苏子 10 克、款冬花 10 克、白果 6 克、甘草 6 克。每日 1 剂，水煎服；3 剂 1 个疗程，1 个疗程后再行辩证加减。

按：据《成方便读》：肺为娇脏，畏寒畏热，其间毫发不容，其性亦以下行为顺，上行为逆。若为风寒外束，则肺气壅闭，失其下行之令，久则郁热内生，于是肺中之津液郁而为痰，哮咳等疾所由来也。然寒不去则郁不开，郁不开则热不解，热不解则痰亦不能遽除，哮咳等症何由而止。故必以麻黄、杏仁、生姜开肺疏邪；半夏、白果、苏子化痰降浊；黄芩、桑皮之苦寒，除郁热而降肺；款冬、甘草之甘润，养肺燥而益金，数者相助为理，以成其功。宜乎喘哮固疾，皆可愈也。

案例 21：刘某某，男，84 岁。

主诉：咳嗽、咳痰、气喘半月。

病史：者于半年前因"脑梗塞"后长期卧床，既往慢阻肺、高血压病史。半月前出现咳嗽、咳痰，痰白难咳，无血丝，咳嗽剧烈时伴有气促，胸闷心悸，无胸痛及大汗淋漓，未予重视及治疗。今气促明显，痰粘不能咳出，口唇发绀，由家人送到我院门诊就诊，门诊"气促查因"收入我科治疗。入院见：神清，嗜睡，咳嗽，咳声低微，喉间可闻及痰鸣，呼吸表浅，气促，动则加重，无发热恶寒等不适，纳差。入院经抗感染等对症治疗后3天，肺部仍可闻及满肺痰鸣音，遂考虑中西医结合治疗。

体格检查及实验室检查：神清，精神疲倦，咳嗽，咳声低微，喉间可闻及痰鸣音，气促，动则加重，无发热恶寒等不适，平素喜饮温水，纳差眠可，二便正常。查体：双肺叩诊呈清音，听诊呼吸音粗，双肺可闻及散在痰鸣音。舌紫暗，苔白厚，脉弦滑。

中医诊断（病名及证型）：咳嗽（痰湿蕴肺）。

西医诊断：肺部感染。

处方：痰湿蕴结，肺气失宣；治以理气化痰，健脾益肺，方予二陈汤＋四君子汤加减。太子参30克、白术20克、茯苓20克、陈皮10克、白芷15克、石菖蒲15克、鱼腥草15克、防风15克、郁金15克、丹参20克、广山药30克、甘草10克。每日1剂，水煎服；3剂1个疗程，1个疗程后再行辨证加减。

复诊：

症状：服上方3剂后诉偶有咳嗽，痰量较前增多，色白可咳出，气促较前明显缓解，无胸闷等不适，原方有效，患者舌苔脉象未见明显变化，予守方治疗。再服3剂后偶有咳嗽咯痰，痰量较前减少，无气促，考虑患者已转为本病的稳定期，嘱其继续调理，不适随诊。

证型：咳嗽（痰湿蕴肺）。

处方：太子参30克、白术20克、茯苓20克、陈皮10克、白芷15克、石菖蒲15克、鱼腥草15克、防风15克、郁金15克、丹参20克、广山药30克、甘草10克。每日1剂，水煎服。3剂1个疗程，1个疗程后再行辨证加减。

按：患者临床症状以喘、咳、痰等肺气失宣为主要表现，方药中并无明显降气相关用药，主要是取传统医学"治病求本，标本兼治"理论；本病根源在于痰阻气机，故予化痰为主，另患者明显咳声低微，无力咳痰，故予四君子汤补气，以扶助正气，助其咳痰。因痰阻致脑组织缺氧，故加用菖蒲化痰开窍。

案例 22： 刘某某，男，57岁。

主诉： 咳嗽、咳白痰2周。

病史： 患者既往高血压、糖尿病史，于2周前受凉后出现咳嗽，咳黄脓痰，当时无发热恶寒，无鼻塞流涕等，曾在当地医院门诊就诊，予输液1周后（具体不详），症状未见明显改善，遂于今日来我院门诊就诊，门诊以"咳嗽查因"收入我科住院治疗。入院时症见：神清，精神尚可，咳嗽，痰色白粘稠，量一般，偶有胸闷，无发热恶寒，无胸痛，无气促，无恶心呕吐，无腹胀腹痛，颜面及四肢无浮肿，胃纳欠佳，睡眠尚可，二便正常。体征：咽稍充血，双侧扁桃体无肿大。胸廓无畸形，双肺呼吸运动对称，呼吸运动和呼吸频率正常，双肺叩诊呈清音，听诊呼吸音减弱，未闻及明显干湿啰音。目前诊断：1.肺炎 2.高血压3级、高危组 3.2型糖尿病入院后予抗感染、止咳等对症治疗3天后，患者诉咳嗽同前，遂予名老中医会诊。

体格检查及实验室检查： 神清，精神可，咳嗽，痰色白黏稠，量一般，可咳出，口干无口苦，偶有胸闷，无发热恶寒，无胸痛，无气促，无恶心呕吐，无腹胀腹痛，颜面及四肢无浮肿，纳眠尚可，二便正常。体征：咽稍充血，双侧扁桃体无肿大。双肺听诊呼吸音减弱，未闻及明显干湿啰音。舌淡红，苔黄白，脉浮。

辅助检查： 胸部CT：1.左肺上叶舌段少许炎症；2.主动脉硬化。

中医诊断（病名及证型）： 咳嗽（风热犯肺）。

西医诊断： 肺炎。

处方： 辨治：祛邪利气。中药以疏风清热，宣肺止咳为治则，方选桑菊饮加减。桑叶10克、菊花10克、杏仁10克、连翘10克、薄荷6克、橘梗6克、生甘草6克、芦根12克、白前10克。每日1剂，水煎服；3剂1个疗程，1个疗程后再行辩证加减。

复诊：

症状： 服用上方3剂后诉咳嗽减轻，痰量明显减少，原方有效，患者舌苔脉象未见明显变化，于守方治疗。

证型： 咳嗽（风热犯肺）。

处方： 桑叶10克、菊花10克、杏仁10克、连翘10克、薄荷6克、橘梗6克、生甘草 6 克、芦根 12 克、白前 10 克。每日 1 剂，水煎服；3 剂 1 个疗程，1 个疗程后再行辨证加减。

按：咳嗽病是以肺失宣降，肺气上逆作声，咯吐痰液的症状为主的病证。临床诊疗过程中，"久咳""顽咳""五脏六腑咳"等慢性咳嗽由于病因良多，病机复杂，治疗遵循"五脏六腑皆令人咳"古训，强调脏腑辨证，以扶正祛邪为原则，力求"以平为期"。该患者以咳嗽为主诉就诊，未选用咳嗽方，是考虑此次咳嗽周期短，有明显外感病因，结合辅助检查，辨病在肺，相关临床症状、体征提示外感风热所致，故予桑菊饮加减。

案例 23：罗某某，男，38 岁。

主诉：发热 10 天。

病史：患者 10 天前无明显诱因出现恶寒发热，最高体温 38.9℃，伴头痛、咽喉痛、腰痛、四肢乏力，偶有轻微胸闷，无恶寒，无咳嗽咳痰，患者多次到当地诊所就诊，静滴消炎针后（具体药物不详），仍反复发热，遂来我院就诊，为求进一步系统治疗，由门诊拟"发热查因"收入我科。

体格检查及实验室检查：患者神清，精神稍倦，低热，伴头痛、咽喉痛、腰痛、四肢乏力，无恶寒，无咳嗽咳痰，无口干口苦，胸闷无胸痛，无气促，无心慌心悸，无头晕，无鼻塞流涕，无恶心呕吐，无腹胀腹痛，双下肢无水肿，纳眠可，二便正常，四肢趾端麻痹感。查体：全咽充血，扁桃体无明显肿大。双肺听诊呼吸音清，未闻及明显干湿罗音。舌淡胖，苔白腻，脉细数。辅助检查：2015 年 5 月 18 日我院门诊血常规：MON%9.00%、EOS%0.3%、CRP13.72mg/L 尿常规无异常。腰椎 CT 示：1.L3、L5 椎体下缘及 S1 椎体上缘许莫氏结节；2.L4/5、L5/S1 椎间盘突出（中央型），继发椎管狭窄。

中医诊断（病名及证型）：外感热病（风热）。

西医诊断：发热查因：上呼吸道感染？

处方：辨治：养阴益气，清散余邪，方予竹叶石膏汤加减。沙参 15 克、麦冬 15 克、党参 20 克、茯苓 12 克、白术 12 克、淡竹叶 10 克、石膏 20 克、黄芩 12 克。每日 1 剂，水煎服。3 剂 1 个疗程，1 个疗程后再行辨证加减。

复诊：

症状：腹上方 3 剂后患者咳嗽减轻，痰能咳出，痰量较多，无气紧、胸闷等。复查血常规：WBC12.7×10⁹/L，NEUT%70.0%，PLT964×10⁹/L。

证型：外感热病（风热）。

处方：桃仁 10 克、生地黄 10 克、当归 10 克、川芎 15 克、赤芍 15 克、柴胡 10 克、制枳壳 15 克、甘草 10 克、橘梗 15 克、白前 10 克、法半夏 10 克、蔓荆子 10 克。每日 1 剂，水煎服；3 剂 1 个疗程，1 个疗程后再行辨证加减。

按：患者血小板明显增多，全身处于高凝状态，选用上方依据是该方配伍中体现：一是活血与行气相伍，行血分瘀滞；二是祛瘀与养血同施，活血而无耗血之虑，行气又无伤阴之弊三是升降兼顾，使气血和调。根据患者临床症状，予加用白前止咳，半夏化痰等药物。

案例 24：罗某某，男，69 岁。

主诉：反复咳嗽、咳痰 10 余年，加重伴活动后气喘 3 天。

病史：患者 10 余年前反复出现咳嗽、咳痰，冬春季节天气变化间中发作，每次发作持续时间不定，曾多次在当地诊所就诊，考虑"慢性阻塞性肺疾病"，予治疗后症状可缓解。3 天前受凉后上述咳嗽明显加重、咳大量白色泡沫痰，感活动后气喘胸闷，自行口服罗红霉素、咳特灵后症状未见明显改善，遂来就诊。

体格检查及实验室检查：患者神清，精神一般，咳嗽、咳痰，痰量多，色白，无血丝，质粘难咳出，胸闷气促，可平卧，活动后明显加重，轻微头晕无头痛，无口干口苦，无胸痛，无心慌心悸，无鼻塞流涕，无恶心呕吐，无腹痛腹泻，无发热恶寒，肢体倦怠，纳眠一般，二便正常。体征：胸廓对称呈桶状胸，呼吸音减弱，双下肺可闻及少许湿啰音，未闻及干啰音。舌质暗，苔薄白，脉弦滑。胸部 CT：两肺肺气肿征，双下肺少许斑片影。

中医诊断（病名及证型）：咳嗽（痰浊阻肺）。

西医诊断：慢性阻塞性肺病急性发作。

处方：辨治：化痰降气，健脾益肺，方选苏子降气汤合二陈汤加减。苏子12克、前胡9克、厚朴6克、甘草6克、当归6克、制半夏12克、陈皮9克、肉桂3克、茯苓12克。每日1剂，水煎服。3剂1个疗程。

复诊：

症状：服上方3剂后患者咳嗽有所减轻，痰量减少，仍为白色泡沫痰，活动后气喘有时减轻。舌质暗，苔薄白，脉弦滑。

证型：咳嗽（痰浊阻肺）。

处方：上方有效，守方，辨治：化痰降气，健脾益肺，方选苏子降气汤合二陈汤加减：苏子12克、前胡9克、厚朴6克、甘草6克、当归6克、制半夏12克、陈皮9克、肉桂3克、茯苓12克。每日1剂，水煎服。3剂1个疗程。

按：肺系久病，咳伤肺气，加之久病脾气虚弱，肺失充养，肺之气阴不足，以致气失所主而喘促。久病迁延，由肺及肾，精气内夺，肺之气阴亏耗，不能下荫于肾，肾之真元伤损，根本不固，则气失摄纳，上出于肺，发之喘。此患者久病，肺脾肾皆有损伤，苏子降气汤能降气疏壅，肺肾皆治，二陈汤健脾祛湿，既健脾，又能祛湿，直击痰的根源。

案例25：潘某某，女，43岁。

主诉：发作性气喘、咳嗽、咳痰1年，加重2天。

病史：患者于1年前无明显诱因出现气喘、咳嗽、咳少量白色粘痰，，活动后加重，曾在当地医院诊断为"支气管哮喘"，予抗炎、解痉平喘等对症治疗后症状可好转，曾应用"信必可"控制症状，近两月停用，症状有所反复。2天前受凉后喘息、咳嗽再发，咳较多白痰，今来我院门诊以"支气管哮喘"收入我科。入院症见：神清，精神稍疲倦，咳嗽，咳少量白色痰，气促，活动后加重，偶有胸闷，无发热恶寒，无头晕头痛，无胸痛，无心悸，无夜间阵发性呼吸困难，颜面及四肢无浮肿，胃纳尚可，睡眠欠佳，二便正常。查体：呼吸稍促。双肺叩诊呈清音，听诊呼吸音清，可闻及散在干啰音，未闻及明显湿罗音。

体格检查及实验室检查：神清，精神稍倦，咳嗽，咳少量白色痰，气促，活动后加重，偶有胸闷，无发热恶寒等不适，胃纳尚可，睡眠欠佳，二便正常。查体：呼吸稍促。双肺叩诊呈清音，听诊呼吸音清，可闻及散在干啰音，未闻及明显湿罗音。舌淡，苔白滑，脉浮紧。

血常规示：WBC 11.41×10^9/L，N%80.10%。血生化未见明显异常。胸片示：1. 双肺纹理增强，请结合临床。2. 右中上肺点状影，建议进一步检查。

中医诊断（病名及证型）：哮证（寒哮）。

西医诊断：支气管哮喘。

处方：温肺散寒，化痰平喘为法，方用射干麻黄汤加减。射干10克、麻黄10克、干姜10克、细辛3克、制地龙10克、葶苈子10克、法夏12克、紫苑12克、五味子10克。每日1剂，水煎服；3剂1个疗程，1个疗程后再行辨证加减。

复诊：

症状：服上方3剂后患者气喘明显减轻，偶有咳嗽，痰量较前增多，色白可咳出，无气促，无胸闷等不适，原方有效，患者舌苔脉象未见明显变化，于原方去掉射干加用薏苡仁、贝母、茯苓、白术等健脾化痰中药。再服3剂后偶有咳嗽咯痰，无气促，考虑患者已转为本病的稳定期，遂予办理出院，嘱其中药调理，不适随诊。

证型：哮证（寒哮）

处方：麻黄10克、干姜10克、细辛3克、制地龙10克、葶苈子10克、法夏12克、紫苑12克、五味子10克、薏苡仁20克、贝母15克、茯苓20克每日1剂，水煎服；3剂1个疗程，1个疗程后再行辨证加减。

按：患者寒痰伏肺，遇感触发，痰升气阻，致咳嗽、气促。舌质淡，苔白，脉紧均为寒证之象，此次病程急性加剧，病情凶猛，病因为痰、寒夹杂，治疗予散寒宣肺，降逆化痰。肺为储痰之器，脾为生痰之源，故后方予加用茯苓、白术、薏苡仁等健脾化痰。

案例26：潘某某，男，72岁。

主诉：咳嗽、咳痰、活动后气喘半年余。

病史：患者因咳嗽、咳痰于2013年8月做肺CT见右上肺肿块，考虑右肺周围型肺癌，未予系统治疗。今天早上无明显诱因出现活动后气促，咳嗽，咳痰，痰色白难咯，经休息后症状无明显改善，遂来我院就诊，急诊以"肺癌"收入我科。入院时症见：神清，精神疲倦，咳嗽，咳痰，痰色白难咯，活动后轻微气促，无发热恶寒，无胸闷心悸，无胸痛，无恶心呕吐，无头晕头痛，无腹胀腹痛，无夜间阵发性呼吸困难，双下肢轻微浮肿，纳眠一般，二便正常。

体格检查及实验室检查：双肺叩诊呈清音，听诊呼吸音稍粗，可闻及湿性罗音，未闻及明显干啰音。舌淡红，苔薄白，脉滑。辅助检查：2013 年 8 月 12 日我院胸部 CT 增强示：1. 右肺上叶后段病灶，考虑周围型肺癌；2. 左肺上叶纤维增殖灶；3. 双肺下叶背段、后基底段及左肺下叶下舌段感染；5. 纵隔小淋巴结，性质待定。诊断：1. 右上肺周围型肺癌；2. 肺部感染。

中医诊断（病名及证型）：咳嗽（痰湿蕴肺）。

西医诊断：肺癌、肺部感染。

处方：燥湿化痰、理气止咳，方用二陈汤加减。陈皮 15 克、半夏 15 克、莱菔子 12 克、白芥子 12 克、厚朴 10 克、茯苓 12 克、橘梗 10 克、甘草 6 克。紫菀 10 克、白前 10 克。每日 1 剂，水煎服；3 剂 1 个疗程，1 个疗程后再行辨证加减。

复诊：

症状：服上方 3 剂后诉偶有咳嗽，痰量较前增多，色白可咳出，无气促，无胸闷等不适，继续守方治疗。

证型：咳嗽（痰湿蕴肺）。

处方：燥湿化痰、理气止咳，方用二陈汤加减：陈皮 15 克、半夏 15 克、莱菔子 12 克、白芥子 12 克、紫菀 10 克、厚朴 10 克、茯苓 12 克、橘梗 10 克、甘草 6 克、白前 10 克。每日 1 剂，水煎服；3 剂 1 个疗程，1 个疗程后再行辨证加减。

按：该证多由脾失健运，湿无以化，湿聚成痰，郁积而成。湿痰为病，犯肺致肺失宣降，则咳嗽痰多阻于胸膈，气机不畅，则感痞闷不舒、气促等不适。半夏辛温性燥，善能燥湿化痰为君药。陈皮为臣，既可理气行滞，又能燥湿化痰。君臣相配，寓意有二：一为等量合用，增强燥湿化痰之力，体现治痰先理气，气顺则痰消之意二为半夏、陈皮皆以陈久者良，而无过燥之弊，故方名"二陈"。佐以茯苓健脾渗湿，渗湿以助化痰之力，健脾以杜生痰之源。以甘草为佐使，健脾和中，调和诸药。同时予紫菀、白前止咳等对症处理。

案例27： 阮某某，男，48岁。

主诉： 畏寒发热20天。

病史： 患者于20天前无诱因出现发热无恶寒，最高体温39℃，咽痛，无头晕头痛，无咳嗽咳痰，偶有胸闷无胸痛等不适，于当地门诊治疗后可退热，但反复出现。遂来我院门诊就诊，血常规提示"血常规：WBC22.41×10⁹/L、N%81.00%、L%10.60%、PLT519×10⁹/L"，胸片：双肺纹理稍增强。现为求进一步系统治疗，由门诊拟"发热查因"收入我科。入院后症见：神清，精神一般，发热无恶寒，体温38.9℃，咽痛无咽痒，无咳嗽咳痰，无头晕头痛，无胸闷心悸，无恶心呕吐，纳差一般，眠可，二便正常。

体格检查及实验室检查： 【查体】全身可见散在细小暗红色皮疹（自诉已存在多年），边界清楚。咽充血，扁桃体无明显肿大。双肺呼吸音清，未闻及明显干湿性啰音。舌暗红，苔薄白，脉数。辅助检查：血生化：谷丙转氨酶：75.6（U/L），白蛋白：31.7（g/L），球蛋白：35.4（g/L），单项补体3：161.1（mg/dL），超敏C反应蛋白：122.60（mg/L）。乙肝两对半：大三阳。C反应蛋白：79.70（mg/L）。红细胞沉降率：120（mm/h）。二便常规、凝血四项、结核抗体、糖化血红蛋白等均未见明显异常。心电图大致正常。胸部CT平扫未见异常。腹部及泌尿系B超：1.肝囊肿。2.胆囊结石。3.前列腺增大。入院即要求中医调理。

中医诊断（病名及证型）：外感热病（风热）。

西医诊断：发热查因。

处方： 清营解毒，透热养阴；治以清营汤加减。水牛角30克、生地黄15克、元参9克、竹叶6克、麦冬9克、丹参6克、黄连5克、金银花9克、连翘6克、生甘草6克。每日1剂，水煎服；3剂1个疗程，1个疗程后再行辨证加减。

复诊：

症状： 服用上方 3 剂后诉热幅较前下降，皮疹色泽较前转暗，原方有效，患者舌苔脉象未见明显变化，于原方加大青叶、板蓝根等药，以增强清热解毒之功。患者因病情好转出院，查体全身仍留有暗褐色皮疹，回访无不适。

证型： 外感热病（风热）。

处方： 水牛角 30 克、生地黄 15 克、元参 9 克、竹叶 6 克、麦冬 9 克、丹参 6 克、黄连 5 克、金银花 9 克、连翘 6 克、生甘草 6 克、大青叶 15 克、板蓝根 15 克。

按： 该病人突发发热，余无明显不适，查体除全身暗红色皮疹阳性体征外，余未见明显异常，患者诉说皮疹已存在多年，但临床查体见暗红色，考虑急性发作。"热淫于内，治以咸寒，佐以甘苦"，故予水牛角（我院暂无犀角）为君药，同时予生地黄、麦冬、元参为臣，咸寒与甘寒并用，清营热而滋营阴。"入营犹可透热转气"，故予加用金银花、连翘、竹叶等清气分药物。丹参清热凉血，活血散瘀。临床上常可碰到来自病人的误导，此患者查体时告知我们皮疹已存在多年，如临床医生不细查，很有可能忽视皮疹急性发作的讯号，从而无法明确发热的病因，耽误病情。

案例 28： 阮某某，女，56 岁。

主诉： 反复发作性气喘 30 年，加重 2 天。

病史： 患者 30 年前无明显诱因出现反复发作性气喘，呼吸困难，伴咳嗽咳痰，经当地医院诊断"支气管哮喘"，每年一到二次类似发作，药物（具体药名不详）治疗后可缓解。2 天前无明显诱因出现咳嗽、咳痰、气喘，呼吸困难，伴有头晕，呕吐胃内容物，无发热，无端坐呼吸、无胸闷心悸等，未作处理，由 120 急诊车送入我院，门诊以"支气管哮喘"收入我科。入院时症见：精神疲倦，乏力，呼吸困难，喉中有哮鸣声，痰稠色黄，难咳出，胸闷，无胸痛，无发热恶寒等不适，二便正常。

体格检查及实验室检查： 精神疲倦，乏力，呼吸困难，喉中有哮鸣声，痰稠色黄，难咳出，胸闷，无胸痛，无发热恶寒等不适，二便正常。听诊呼吸音粗，双肺可闻及明显哮鸣音。舌淡，苔黄腻，脉滑数。

胸片： 双肺野清晰，未见明确病变。

中医诊断（病名及证型）：哮病（风痰哮证）。

西医诊断：支气管哮喘。

处方：辨治：宣肺平喘，清热化痰；方予定喘汤加减。白果21枚（去壳、炒黄色、分破）、蜜炙麻黄9克、款冬花9克、桑皮（蜜炙）9克、苏子6克、法半夏9克、杏仁6克、黄芩6克、甘草3克。每日1剂，水煎服；3剂1个疗程，1个疗程后再行辨证加减。

复诊：

症状：服上方3剂后诉气促较前明显缓解，痰黄白相间，量一般，可咳出，无胸闷等不适，原方有效，患者舌苔脉象未见明显变化，于原方加用薏苡仁、贝母、茯苓、白术等健脾化痰中药口服。

证型：哮病（风痰哮证）。

处方：于原方加用薏苡仁、贝母、茯苓、白术等健脾化痰中药口服。

按：患者先天禀赋不足，宿痰内伏，外邪犯肺，触发宿痰，痰浊壅阻，肺失宣降，故见气促，呼吸困难。据《成方便读》："夫肺为娇脏，畏寒畏热，其间毫发不容，其性亦以下行为顺，上行为逆。若为风寒外束，则肺气壅闭，失其下行之令，久则郁热内生，于是肺中之津液郁而为痰，哮咳等疾所由来也。然寒不去则郁不开，郁不开则热不解，热不解则痰亦不能遽除，哮咳等症何由而止。故必以麻黄、杏仁、生姜开肺疏邪；半夏、白果、苏子化痰降浊；黄芩、桑皮之苦寒，除郁热而降肺；款冬、甘草之甘润，养肺燥而益金，数者相助为理，以成其功。

案例29：吴某某，男，65岁。

主诉：咳嗽、咳痰、气促半年，加重1周。

病史：患者自述半年前无明显诱因下出现咳嗽、气促，活动后加重，无恶寒发热，无胸闷心慌，曾于2014年12月9日在我院治疗，当时诊断为"肺癌并多发转移"，未行病理确诊，未予放化疗等，予止咳平喘等治疗后，症状好转出院。近1周患者咳嗽气促加重，伴四肢乏力，曾在当地诊所就诊，症状未见明显改善，遂再次来我院就诊。症见：神清，精神疲倦，胸闷，右胸前区疼痛，气促，活动后加重，偶有咳嗽咳痰，痰白，量少，无恶寒发热，无头痛头晕，偶有心慌，无腹胀腹痛，四肢无浮肿，口干无口苦，纳差，寐可，二便调。

体格检查及实验室检查：神清，精神疲倦，胸闷，右胸前区疼痛，气促，活动后加重，偶有咳嗽咳痰，痰白，量少，无恶寒发热，无头痛头晕，偶有心慌，无腹胀腹痛，四肢无浮肿，口干无口苦，纳差，寐可，二便调。体征：P131次／分，R24次／分，BP150/98mmHg。胸廓对称无畸形，双肺听诊右肺呼吸音减弱，未闻及干湿性罗音。舌质暗红，有瘀斑、瘀点，苔薄白，脉涩。

胸部CT（2014.05.08）：右肺门肿块影，右侧少量胸腔积液。

中医诊断（病名及证型）：咳嗽（气滞血瘀）。

西医诊断：肺癌。

处方：辨治：痰瘀互结，气机失畅；治以活血化瘀，理气化痰，方予血府逐瘀汤＋二陈汤加减。桃仁10克、生地黄10克、当归10克、川芎15克、赤芍15克、柴胡10克、制枳壳15克、甘草10克、橘梗15克、陈皮15克、法半夏10克、紫苏子10克。每日1剂，水煎服；3剂1个疗程，1个疗程后再行辨证加减。

复诊：

症状：服上方3剂后诉胸闷、右胸痛较前缓解，痰白可咳出，舌质暗红，有瘀斑、瘀点，苔薄白，脉涩。治疗上予守方治疗。

证型：咳嗽（气滞血瘀）。

处方：桃仁10克、生地黄10克、当归10克、川芎15克、赤芍15克、柴胡10克、制枳壳15克、甘草10克、橘梗15克、陈皮15克、法半夏10克、紫苏子10克。每日1剂，水煎服；3剂1个疗程。

按：患者年老体弱，素体亏虚，肺阴亏耗，肺气不降，故咳嗽，咳痰；舌质暗红，有瘀斑、瘀点，苔薄白，脉涩为痰瘀互阻之征。本病病位在肺，证属本虚标实证。胸中为气之所宗，血之所聚，肝经循行之分野。血瘀胸中，气机阻滞，清阳郁遏不升，则胸痛，痛如针刺，且有定处胸中血瘀，影响及肺气上逆，故咳嗽、气促。故予血府逐瘀汤＋二陈汤针对病因治疗，肺癌后期预后差，治疗重在扶正祛邪，调理阴阳。

案例 30： 杨某某，女，56 岁。

主诉： 发热、咳嗽、咳黄痰 5 天，咯血 1 天。

病史： 者 5 天前不慎着凉后出现发热、胸闷不适，轻微咳嗽，咳少许黄痰。在当地诊所静点抗生素（药名不详）治疗咳嗽无明显减轻。今日出现咯血，呈鲜红色，量约 50ml，遂来我院门诊拍胸部 CT 提示左肺下叶炎症，胃镜示胃体多发溃疡（A1 期），经抑酸、护胃、止血及营养等对症支持治疗后病情好转，现患者为求中医治疗，遂来我院就诊。

体格检查及实验室检查： 患者神清，精神可，偶有轻微咳嗽咳痰，痰少色白，能咯出，无伴血丝痰，偶有胸闷，唇鼻咽喉干燥，口渴，无发热恶寒，无胸痛心悸等不适，纳眠一般，二便调。

体征： 双肺听诊呼吸音清晰，未闻及明显干湿罗音。舌燥少津，苔黄，脉弦。

胸部 CT： 左下肺片状高密度影。

中医诊断（病名及证型）： 咳嗽（风热）。

西医诊断： 肺炎并咯血。

处方： 辛开凉润，养肺润燥滋阴，方予桑杏汤加减。白茅根 20 克、桑叶 10 克、甘草 10 克、杏仁 10 克、天花粉 15 克、浙贝母 10 克、南沙参 15 克、梨皮 l0 克、山栀 10 克、麦冬 10 克。每日 1 剂，水煎服。

复诊：

症状： 服上方 3 剂后患者咳嗽减轻，黄痰减少，现咳少许暗红色血块。舌燥少津，苔黄，脉弦。

证型： 咳嗽（风热）。

处方： 患者服上方 3 剂后咳嗽基本消失，偶有少许黄痰、咯血消失，上方有效，继续守上方。

辨治： 辛开凉润，养肺润燥滋阴，方予桑杏汤加减。白茅根 20 克、桑叶 10 克、甘草 10 克、杏仁 10 克、天花粉 15 克、浙贝母 10 克、南沙参 15 克、梨皮 l0 克、山栀 10 克、麦冬 10 克。每日 1 剂，水煎服。

按：患者秋感温燥之气，伤于肺卫，其病轻浅，燥气伤肺，耗津灼液，肺失清肃，故口渴、咽干鼻燥、痰少而粘。本方证虽似于风热表证，但因温燥为患，肺津已伤，治当外以清宣燥热，内以润肺止咳。方中桑叶清宣燥热，透邪外出；杏仁宣利肺气，润燥止咳，共为君药。豆豉辛凉透散，助桑叶轻宣透热；贝母清化热痰，助杏仁止咳化痰；沙参养阴生津，润肺止咳，共为臣药。栀子皮质轻而入上焦，清泄肺热；梨皮清热润燥，止咳化痰，均为佐药。方乃辛凉甘润之法，轻宣凉润之方，使燥热除而肺津复，则诸症自愈。

案例31：李某某，男，75 岁。

主诉：咳嗽、咳痰 1 周。

病史：患者 1 周前无诱因出现咳嗽咯痰，痰色白质粘，至当地镇医院门诊输液治疗症状未见缓解。昨日咳嗽加重，夜间不能寐，伴活动后少许气喘，无发热恶寒，无心悸胸闷，今来我院门诊，查胸部正侧位片考虑"双下肺炎"，遂以肺炎收入我科。入院症见：神清，精神可，咳嗽，咯黄黏稠痰，量少，活动后少许气促，无头晕头痛，无心悸胸闷，无咽痒咽痛，无恶心欲呕，无腹胀腹痛，口干，平素纳眠可，二便正常。

体格检查及实验室检查：胸廓对称无畸形，双肺呼吸运动对称，呼吸运动和呼吸频率正常，双肺叩诊呈清音，右下肺可闻及湿啰音，余肺未闻及干啰音。舌淡红，苔黄白，脉弦滑。

胸部 CT 增强示：1. 双肺下叶基底段及左肺下舌段炎性病变；2. 左侧胸腔积液，部分包裹形成，左肺下叶叶间积液；3. 左下肺背段团块状影，不除外周围型肺癌。

中医诊断（病名及证型）：咳嗽（风寒袭肺）。

西医诊断：肺炎、左侧胸腔积液、左下肺 CA 待排。

处方：辨治：痰热蕴肺，肺气失宣。投清气化痰汤加减。陈皮 15 克、杏仁 10 克、枳实 10 克、黄芩 10 克、瓜蒌仁 12 克、茯苓 10 克、胆南星 10 克、制半夏 10 克、甘草 6 克。每日 1 剂，水煎服；3 剂 1 个疗程，1 个疗程后再行辨证加减。

复诊：

症状：上方 3 剂后诉咳嗽减轻，痰量较前增多，质稀色黄白，可咳出，查患者舌苔脉象未见明显变化。

证型：咳嗽（风寒袭肺）。

处方：考虑患者目前身体状况于原方加白术、黄芪等扶正补益药，患者因病情好转出院，回访示偶有轻微咳嗽，余无不适。

按：本方证因痰阻气滞，气郁化火，痰热互结所致。痰热为患，壅肺则肺失清肃，故见咳嗽气喘、咯痰黄稠；阻碍气机，则胸膈痞闷，甚则气逆于上，发为气喘；治宜清热化痰，理气止咳。方中胆南星苦凉、瓜蒌仁甘寒，均长于清热化痰，瓜蒌仁尚能导痰热从大便而下，二者共为君药。制半夏虽属辛温之品，但与苦寒之黄芩相配，一化痰散结，一清热降火，既相辅相成，又相制相成，共为臣药。"治痰者当须降其火，治火者必须顺其气"，故佐以杏仁降利肺气以宣上，陈皮理气化痰以畅中，枳实破气化痰以宽胸，并佐茯苓健脾渗湿以杜生痰之源。诸药合用，化痰、清热、理气并进，气顺则火降，火清则痰消，痰消则火无所附，诸症悉除。

案例 32：周某某，男，45 岁。

主诉：发热 6 天。

病史：患者 6 天前无明显诱因出现发热，最高体温 39.0℃，无恶寒，无鼻塞流涕，无咳嗽咳痰，并发现右侧腹股沟一焦痂，无明显疼痛，无瘙痒，在当地诊所就诊（具体不详），发热未见好转，偶轻微咽痛，今来我院门诊以"发热查因：恙虫病？"收入我科。入科症见：患者神清，精神疲倦，发热，无恶寒，头痛，轻微头晕，轻微咽痛，无汗出，口干，无口苦，无恶心欲呕，无咳嗽咳痰，无胸闷胸痛，无腹痛腹泻，纳眠差，二便调。

体格检查及实验室检查：体温 38.9℃，脉搏 101 次 / 分，呼吸 21 次 / 分，血压 139/66mmHg、咽部充血，双侧扁桃体 I 度肿大，表面均见数个白色脓点。舌质淡红有齿印，苔薄白，脉浮数。血常规：WBC7.58×10⁹/L，N%67.30%，HGB127g/L，PLT171×10⁹/L。尿常规正常。

中医诊断（病名及证型）：外感热病（风热）。

西医诊断：1. 恙虫病；2. 急性化脓性扁桃体炎。

处方：中医以心凉透表，清热解毒为法。方用银翘散加减：银花 10 克、连翘 10 克、淡竹叶 10 克、淡豆豉 10 克、荆芥 10 克、牛蒡子 15 克、芦根 15 克、薄荷 15（后下）、甘草 5 克。每日 1 剂，水煎服，不可久煎；3 剂 1 个疗程，1 个疗程后再行辨证加减。

复诊：

症状：服上方 3 剂后无发热，咽痛明显好转，守方治疗，同时予加用大青叶、板蓝根、蒲公英等清热解毒之品。

证型：外感热病（风热）。

处方：守上方治疗，同时予加用大青叶、板蓝根、蒲公英等清热解毒之品。

按：患者中年男性，不慎感受风热虫邪，正邪相争，故见发热；热盛伤津，故见口干；风邪上扰，故见头痛；风热搏结气血，蕴结成毒，热毒侵袭肺系门户，则见咽喉红肿疼痛；舌尖红，苔薄白或微黄，脉浮数均为温病初起之佐证。治宜辛凉透表，清热解毒。方中银花、连翘气味芳香，既能疏散风热，清热解毒，又可辟秽化浊，在透散卫分表邪的同时，兼顾了温热病邪易蕴结成毒及多夹秽浊之气的特点，故重用为君药。薄荷、牛蒡子辛凉，疏散风热，清利头目，且可解毒利咽；荆芥穗、淡豆豉辛而微温，解表散邪，此二者虽属辛温，但辛而不烈，温而不燥，配入辛凉解表方中，增强辛散透表之力，是为去性取用之法，以上四药俱为臣药。芦根、竹叶清热生津；橘梗开宣肺气而止咳利咽，同为佐药。甘草既可调和药性，护胃安中，又合橘梗利咽止咳，是属佐使之用。本方所用药物均系清轻之品，加之用法强调"香气大出，即取服，勿过煎"，体现了吴氏"治上焦如羽，非轻莫举"的用药原则。

案例 33：朱某某，男，71 岁。

主诉：咳嗽咳痰 2 月。

病史：2 月前患者不慎受凉后开始出现咳嗽，咳大量黄白色黏痰，有痰难咯出，无气促，无发热恶寒，曾在当地门诊治疗，但症状未见明显改善。今日为求进一步诊治遂来我院门诊就诊，门诊查胸片提示"右肺炎"，遂建议其住院治疗并收入我科。入院症见：神清，精神可，咳嗽，有痰难咯出，色白无血丝，咽痒无咽痛，无气促，无发热恶寒，无胸闷心悸，无腹胀腹痛，纳眠及二便正常。

体格检查及实验室检查：神清，精神可，咳嗽，有痰难咯出，色白无血丝，咽痒无咽痛，无气促，无发热恶寒，无胸闷心悸，无腹胀腹痛，纳眠及二便正常。查体：双肺叩诊呈清音，两肺呼吸音稍减弱，右下肺可闻及哮鸣音，双肺未闻及湿啰音。舌质暗红，苔白，脉滑。

中医诊断（病名及证型）：咳嗽（痰湿蕴肺证）。

西医诊断：肺炎。

处方：辨治：润燥清肺、理气化痰为治则，方选贝母瓜蒌散加减。贝母15克、瓜蒌10克、茯苓15克、陈皮15克、橘梗10克、百部10克、紫菀10克、甘草6克。每日1剂，水煎服。3剂1个疗程，1个疗程后再行辨证加减。

复诊：

症状：服上方3剂后诉咳嗽同前，痰量较前增多，色白可咳出，无气促胸闷等不适。

证型：咳嗽（痰湿蕴肺证）

处方：予原方加入杏仁、桑白皮加强止咳治疗。

辨治：润燥清肺、理气化痰为治则，方选贝母瓜蒌散加减。贝母15克、瓜蒌10克、茯苓15克、陈皮15克、橘梗10克、百部10克、紫菀10克、甘草6克、杏仁10克、桑白皮10克。每日1剂，水煎服。3剂1个疗程，1个疗程后再行辨证加减。

按：患者病程日久，正气不足，燥邪犯肺，灼津成痰所致，燥痰不化，清肃无权，以致肺气上逆，故见咳嗽。贝母苦甘微寒，润肺清热，化痰止咳；瓜蒌甘寒微苦，清肺润燥，开结涤痰，与贝母相须为用，润肺清热化痰。痰因湿聚，湿自脾来，痰又易阻滞气机，无论湿痰抑或燥痰，故加用陈皮理气化痰、茯苓健脾渗湿。橘梗宣肺化痰，且引诸药入肺经，为佐使药。治疗以润肺化痰为主，且润肺而不留痰，化痰又不伤津，如此则肺得清润而燥痰白化，宣降有权而咳逆自平。

案例34：唐某，女，18岁。

主诉：痛经1+年，加重4个月

病史：患者14岁初潮，周期不规律，无痛经，自1956年6月开始，月经量多，色不正，下腹冷痛，腰酸，乏力，头昏，甚至昏倒，心悸，泛恶，从 1957 年 5 月起痛经加剧，月经于 22 日来潮，量多，色黑，有大血块，下腹胀痛，腰及肛门抽痛，出冷汗，心悸，泛恶，舌苔白腻根黄、尖有刺，脉象沉弦。

中医诊断（病名及证型）：痛经（冲任虚寒型）。

处方：当归 9 克、川芎 3 克、桂枝 3 克、白芍 6 克、炙甘草 3 克、生姜 6 克、大枣 2 枚、蒲黄 6 克、五灵脂 12 克、川续断 12 克、艾叶 3 克、小茴香 3 克；4 剂。

二诊：8 月 28 日，末次月经 8 月 22 日来潮，量均不多，腹痛减轻，腰部仍酸，头晕目眩，心烦烘热，纳差便结，舌苔薄白，脉左沉细尺弱，右沉迟弦，治以补肝益肾，佐以和胃。

处方：当归 9 克、白芍 9 克、木香 6 克、青皮 6 克、杜仲 12 克、川续断 12 克、龟板 15 克、牡蛎 15 克、橘皮 6 克、谷芽 12 克、肉桂 3 克、扁豆衣 9 克；4 剂。杞菊地黄丸 120 克、每晨服 6 克人参养荣丸 120 克、每晚服 6 克。

三诊：10 月 28 日，月经于 9 月 19 日与 10 月 19 日相继来潮，量均不多，腹痛减轻，舌苔薄黄，尖刺，脉象沉细，治以疏肝益肾。

处方：四制香附丸 90 克、每晨服 6 克；杞菊地黄丸 90 克、每晚服 6 克。以上方连服 2 月。

四诊：12 月 28 日，月经于 12 月 24 日来潮，量正常，色黑，有小血块，腹不痛，余无不适，舌苔薄白，脉象沉细，治以温经强肾。

处方：温经丸 120 克，每晨服 6 克左归丸 120 克、每晚服 6 克。

按：少女痛经，一般月经不规则时无症状，待月经正常后逐渐显现，也就是说，痛经多出现在有排卵的月经期中。患者月经量多，色黑，有大血块，伴下肢胀痛，为血瘀气滞之象，痛时伴腰及肛门抽痛，出冷汗、心悸、泛恶，为肾阳虚，冲任虚寒，上凌心阳，且冲气挟胃气上逆所致，一诊用养血温经，理气散寒之法，以温经汤加减，二诊时加用了补肝肾和胃之法，使月经量多、有块、腹痛均得改善，心、胃所见症状消失。后为巩固疗效，预防复发继用药 3 个月，以补肝益肾，调气温经为基本思路，分别选用四制香附丸、杞菊地黄丸和温经丸、左归丸进行调治，丸药服用方便，易被长期服药者接受。

案例 35： 黎某某，女，30 岁。

主诉： 人工流产术后未避孕未孕 3 年。

病史： 患者结婚 5 年，于 2008 年行人工流产 2 次，术后夫妻同居，性生活正常，未避孕未怀孕，现症见：小腹隐痛不适，腰腿酸痛，夜尿频多，小便清长，舌质淡，舌边有瘀点，舌苔薄白，脉细涩。月经初潮 12 岁，3～5 天/28～30 天，量、色、质均正常，白带可。

体格检查及实验室检查： 外阴已婚式，阴道畅，内少量暗红色分泌物，宫颈光滑，宫体前位，常大，双附件未扪及异常。

2012 年 3 月 31 日子宫输卵管碘油造影：左侧输卵管通而不畅，右侧输卵管近端阻塞。

中医诊断： 不孕症（瘀血证）。

西医诊断： 继发性不孕。

处方： 治以活血化瘀，自拟通管调经方加减。当归 15 克、赤芍 12 克、丹参 20 克、熟地 20 克、川断 15 克、白术 15 克、菟丝子 15 克、路路通 30 克、穿破石 15 克、桑寄生 15 克、茯苓 15 克、毛冬青 30 克。

二诊： 下腹隐痛，腰腿酸痛减轻，以后每次复诊，基本授原方，连服 2 个月，症状消失；继续治疗 1 个月，随访已受孕。

按： 脏腑功能失和与气血失调是不孕症重要病机。在气血失调病机中，血瘀也是其中常见病机，经行产后感受邪气，邪气与余血相结而成瘀血，瘀血阻于胞中；或情志内伤，气机郁结，血行不畅，故而成瘀；或气虚推动无力，血行迟缓不畅而成瘀；或痰浊阻滞脉道，血行受阻而成瘀；或寒邪侵入血分，血得寒则凝涩而不流畅成瘀；或热邪入血，煎灼血津，血稠难流而成瘀；或因外力扭挫伤及脉络，局部气血流通受阻而成瘀；或产后恶露不下，瘀血内停而成瘀等。上述种种原因均可导致瘀血停滞，致不孕、痛经、闭经、崩漏等妇科杂症。

本例原由人工流产术后，冲任二脉受损，瘀血阻滞胞宫。经云：冲为血海，任主胞胎。故血海受损，任脉不通是其病机关键所在。通管调经方以当归、赤芍、丹参活血养血，路路通、穿破石行瘀通脉，使血海得养，任脉通畅。但通络时不忘育肾益气，攻伐之时，常以育肾益气之品，又由于久病及肾，血瘀日久导致肾气亏虚，方中予菟丝子、桑寄生、熟地补益肾气。瘀血阻滞，气机不畅，予茯苓、白术健脾益气，促脾胃运化。又因人工流产术后多造成感染性宫腔炎症、输卵管粘连不通畅有关，治疗中加入毛冬青清热消炎之品，更易取得良效。

案例36： 李某某，女，30岁。

主诉： 停经42天，少量阴道流血3天。

病史： 末次月经2012年8月28日，量、色、质均正常，停经后无恶心、呕吐等早孕反应。3天前无明显诱因出现少量阴道流血，色暗红，无腰腹痛及肉样物排出，稍腰酸，舌体正常，苔薄白，脉沉细。月经初潮12岁，3～5天/28～30天，量、色、质均正常，白带可。

体格检查及实验室检查： 外阴已婚式，阴道畅，内少量暗红色分泌物，宫颈光滑，未内诊。

B超：宫内早孕40+天。

中医诊断：胎漏（肾虚型）。

西医诊断：先兆流产。

处方： 治以益气固肾，止血安胎，方拟寿胎丸加减。菟丝子15克、炭川断15克、桑寄生10克、党参10克、黄芪15克、首乌10克、白芍10克、熟地黄15克、茯苓10克、甘草5克、白及10克。

二诊： 出血已止。授以原方，随访1月未复发。

按： 先兆流产为妇科常见病、多发病，治之失当，每致习惯性流产。肾气亏虚，封藏失职，冲任不固，胞胎失养是其主要病机，故采用益气固肾，止血安胎之法以治之。寿胎丸是其代表方。方中菟丝子、川断、桑寄生补肾；首乌、熟地黄、白芍养血；党参、黄芪益气。补肾的同时，不忘健脾，茯苓、甘草以资生化之源，川断炒炭配白及止血，独具匠心。

脏腑与气血密不可分，脏腑功能的实现离不开气血的滋养，而气血的化生又离不开脏腑的功能。从寿胎丸的选方用药中首先补肾补脾同治，以取先天生后天，后天养先天之意；其次补气养血共见，寓气为血帅，血为气母。同时补气有益于肾之固涩，养血有利于安胎。仔细体会辨病、辨证、用药，耐人寻味。

案例 37：余某某，女，29 岁。

主诉：月经错后 14 年，结婚 2 年未孕。

病史：15 岁月经初潮后，月经即出现错后 4 ~ 5 天至 10 余天不等，最长可达 2 月。结婚 2 年夫妇同居，未避孕，至今不孕。2004 年 5 月起在他院运用黄体酮、人工周期 3 个月，停药后仍月经稀发，末次月经 2012 年 10 月 11 日 -11 月 16 日。量适中，色鲜红，有血块，无腹痛，经前无乳胀。舌暗红，舌苔中间黄腻，脉细。

体格检查及实验室检查：外阴已婚式，阴道畅，内少量白色分泌物，宫颈光滑，宫体前位，稍偏少，双侧附件未扪及异常。

B 超：子宫、双附件无异常。

中医诊断：1. 月经后期（肾虚型）；2. 不孕症。

西医诊断：1. 月经失调；2. 原发性不孕。

处方：治以补肾养血，填精助孕，方拟四物汤加味，药物：当归 10 克、生熟地黄各 15 克、赤芍 10 克、川芎 10 克、川断 15 克、菟丝子 30 克、巴戟天 10 克、紫河车 10 克、艾叶 10 克、淮山 15 克、肉桂 10 克。

复诊：以上方加减。患者第四诊时，月经周期正常；第七诊时，已经妊娠而痊愈。

此为先天肾气不足，冲任亏虚，血海不能按时满盈，故月经后期，肾虚精亏，难以摄精成孕，故结婚 2 年不孕。

患者并无腰痛等典型肾虚症状，但从月经初潮起即月经不调，可见先天肾气不足，且肾主生殖，故从肾治。月经的主要成分是血，胎儿也要靠血来滋养。肝藏血，肾藏精，精血互生。四物汤是补血的经典方，再加上川断、菟丝子、巴戟天、紫河车、淮山、肉桂等补肾填精之品，阴中求阳，阳中求阴，精血充足，血海按时满盈，月事自以时下。种子之法，宜先调经，经水调，精卵相资，故能受孕。

案例 38： 李某某，女，29 岁。

主诉： 未避孕未孕 3 年。

病史： 患者结婚 3 年，同居未孕，月经稀发，3~6 月一行，经色淡，量少，形体肥胖，神疲乏力，平素带下量多，色白质稀，舌淡胖，苔白腻，脉细滑。

体格检查及实验室检查： 外阴已婚式，阴道畅，内少量暗红色分泌物，宫颈光滑，宫体前位，常大，双附件未扪及异常。

B 超： 子宫正常，双侧卵巢稍大，呈多囊改变。

中医诊断： 1. 不孕症（痰湿型）；2. 月经稀发（痰湿型）。

西医诊断： 1. 原发性不孕；2. 多囊卵巢综合征。

处方： 治以燥湿化痰，方拟多囊卵通经方加减。菟丝子 15 克、桑寄生 15 克、当归 10 克、川芎 5 克、赤芍 15 克、丹参 30 克、茯苓 30 克、制胆南星 10 克、法夏 15 克、陈皮 6 克、牛膝 15 克。

按：多囊卵巢综合征是一种发病多因性、临床表现呈多态性的内分泌综合征，以雄激素过多和持续性无排卵为临床主要特征。以月经失调、不孕、肥胖、多毛等为主要临床症状。患者诊断符合以上特征。《女科切要》曰："肥白妇人，经闭而不通者，必是湿痰与脂膜壅塞之故也。"患者形体肥胖为痰湿之体，躯脂满溢，遮隔子宫，不能摄精成孕，或痰阻气机，气滞血瘀，痰瘀互结，不能启动氤氲乐育之气而致不孕。故临床多采用"化痰燥湿、活血调经"法治疗。方中用法夏、陈皮、茯苓、制胆南星燥湿化痰，当归、川芎、赤芍、丹参、牛膝活血养血调经，桑寄生、菟丝子补肾调经。

案例 39： 熊某某，女，25 岁。

主诉： 月经停闭 2 年后月经过少。

病史： 患者月经初潮 14 岁，正常来潮 1 年，因高考压力大，月经周期渐紊乱，常 2~4 个月月经才来，来潮后量多如注，多次按"功能失调性子宫出血"住院治疗。血止后作"人工周期"多次，停止治疗后症状又复发。2 年前出现闭经，经中西医治疗后月经复潮，但量少明显，每次用纸巾 2~3 张（未湿透），周期不准，常推后，多2月一至，时3～4个月月经才来，末次月经：推后3个多月，用"黄体酮"治疗来潮，量少用纸3张未湿透。见其有关病历记录：中药多用"养阴养血"法治疗，就诊时其形体偏瘦，毛发稀疏，面色苍白，语言低微，神情焦虑。述月经已经推后4天未潮，白带量少，神疲乏力，腰酸不适，四肢不温，上颚发凉，舌淡胖，苔白，脉沉细无力。

体格检查及实验室检查：外阴已婚式，阴道畅，内少量暗红色分泌物，宫颈光滑，宫体前位，常大，双附件未扪及异常。

B超：子宫、双侧附件正常。

性激素六项：FSH:5.6U/L，PRL:15.5nmol/L，E2:105pmol/L，

LH:9.7U/L，P:22.9nmol/L，T:7.2nmol/L。

甲状腺功能检查：正常。

中医诊断：月经过少（脾肾阳虚、精血不足）。

西医诊断：卵巢功能失调。

处方：治以温肾健脾，养血填精。菟丝子15克、黄芪30克、白术15克、熟地黄15克、山茱萸15克、巴戟天15克、枸杞子15克、鹿角霜15克、淫羊藿15克、当归15克、川芎15克、香附12克、山药15克、砂仁（后下）10克。2日1剂，服至月经来潮后复诊。

二诊：（2012年10月20日）：Lmp：10月14日，停经56后来潮，量较前增多，用纸巾5张，神疲、上颚发凉症状减轻，上方不变，按上法服用3月（经来停服）。

按：患者月经病史长达10余年，诊断明确，属功能性病变。就诊前有2年闭经史，因初潮后，肾气未盛，天癸初至，疲劳伤气，脾肾气虚，冲任不固，致经乱无期，量多如注；经多大伤精血，冲任亏虚，后至血海空乏，无血可下至闭经；后经治疗月经复潮，但精血仍亏，经来稀少，白带量少，神疲乏力，腰酸不适，四肢不温，上颚发凉，为精血亏虚，阳气虚衰之象。方中巴戟天、鹿角霜、淫羊藿、菟丝子、黄芪、白术、山药温补脾肾；熟地黄、山茱萸、枸杞子阴中求阳；当归、川芎养血调经；香附理气，砂仁醒脾以防虚不受补。全方共奏温肾健脾，温养气血，条例冲

任之效，以收全功。

案例 40： 黎某某，女，30 岁。

主诉： 自然流产后，未避孕未孕 3 年。

病史： 患者结婚 5 年，曾自然流产 2 次，末次流产至今 3 年，性生活正常，未避孕未孕，经多间医院中西结合治疗无效。诊时证见：月经后期，量少，色淡，形寒肢冷，腰膝酸软，面色淡黯，夜尿频多，纳呆便溏，月经初潮 12 岁，3-5 天 /30-60 天，量、色、质均正常，白带可。舌淡，苔薄白，脉沉细。

体格检查及实验室检查： 外阴已婚式，阴道畅，内少量暗红色分泌物，宫颈光滑，宫体前位，常大，双附件未扪及异常。

基础体温： 呈单相，无排卵。

性激素六项： 正常；双侧输卵管造影：双侧输卵管通畅；免疫性不孕检查：阴性。

中医诊断： 不孕症（肾阳虚型）。

西医诊断： 继发性不孕。

处方： 治以温肾健脾，养血调经。菟丝子 15 克、桑寄生 15 克、续断 15 克、淫羊藿 15 克、鹿角胶 15 克、党参 20 克、白术 15 克、当归 15 克、丹参 20 克、牛膝 15 克。日 1 剂，月经来潮停药。

按：《傅青主女科》言："寒冰之地。不生草木；重阴之渊，不长鱼龙。"今胞宫虚寒至此，何能受孕？即使受孕，也极易胎萎不长，坠胎小产。方中用菟丝子、淫羊藿、鹿角胶、桑寄生温肾阳，补肾精，以培植下焦真阳，而冲任之寒自散，冲盛任通，自能摄精成孕。当归、熟地、丹参养血和血调经。党参、白术健脾益气，牛膝引经药，引血下行，直达病所。

案例 41： 杨某某，女，30 岁。

主诉： 未避孕未孕 3 年。

病史： 患者结婚 3 年，夫妻同居，性生活正常，未避孕未孕，形体肥胖，月经稀发，3-6 月一行，量少色淡，肢体多毛，神疲乏力，带下量多，色白质稀，曾在多间医院就诊，诊为多囊卵巢综合征，经治疗未效，月经初潮 12 岁，3-5 天 /3-6 月，量少、色淡红，白带可。舌淡胖，苔白腻，脉细滑。

体格检查及实验室检查： 外阴已婚式，阴道畅，内少量暗红色分泌物，宫颈光滑，宫体前位，常大，双附件未扪及异常。

基础体温：呈单相，无排卵。

双侧输卵管造影：双侧输卵管通畅。

B超：双侧卵巢呈多囊改变。丈夫精液常规：正常。

中医诊断：不孕症（痰湿型）。

西医诊断：原发不孕。

处方： 治以燥湿化痰，补肾调经。法夏15克、陈皮6克、茯苓30克、苍术12克、胆南星15克、浙贝12克、当归15克、川芎10克、菟丝子20克、川断15克。

按：多囊卵巢综合征属妇科症瘕范畴，是育龄女性最常见的内分泌紊乱疾病，大概74%的多囊卵巢综合征患者，伴有不孕，主要原因责之于不排卵，临床上比较棘手，中医多属痰湿瘀内结，冲任不畅，引起闭经及不孕。黄健玲教授从痰湿论治多囊卵巢综合症，收到较好疗效，全方燥湿化痰，兼顾养血活血调经，更有菟丝子、川断补肾调经。

案例42： 杨某某，女，33岁。

主诉： 人工流产后月经减少8月。

病史： 患者克3P1A2，8月前妊娠50天时行人工流产术。手术顺利，流血6天净。术后月经40余天复潮，量少色暗，用纸半包，3天净（术前用纸1包多，周期30天左右）。自此后经来常推后10余天，经量渐进性减少，就诊时述经净3天，末次经来呈点滴状，2天净，未用纸垫，间或在经前服用"当归丸""乌鸡白凤丸"等无效。3月前开始感乳胀并挤出少量乳汁，到某医院查内分泌，诊为"高泌乳素血症"，建议口服"溴隐亭"未执行。就诊时见其面有暗斑，表情抑郁，感腰酸不适，四肢不温，时面浮肢肿，乳房胀痛，仍可挤出少量乳汁。舌淡暗，苔白，脉沉细无力。

妇科检查、B超检查无异常发现。

中医诊断：月经过少（肾虚肝郁）。

西医诊断：高泌乳素血症。

处方：治以疏肝补肾，调理气血。柴胡10克、白芍15克、当归10克、香附12克、郁金15克、女贞子15克、菟丝子15克、青皮9克、炒麦芽60克、甘草6克。每日1剂，治疗3月获效。

按：高泌乳素血症以月经少，稀发甚至闭经、不孕、溢乳为主要特征，中医认为月经过少可因"精血稀少""亡其津液"等所致，正如《证治准绳·女科·调经门》指出："经水涩少，为虚为涩，虚则补之，涩则濡之。"患者为多孕多产，屡伤肾气精血，8月前人工流产术后肾气更伤，致肾虚精血不充，血海不能按时盈满，经来推后量少；因月经量少，服药疗效不佳，致气机郁滞，气血不循常道下注冲任胞宫，上行变为乳汁溢出；面有暗斑，表情抑郁，感腰酸不适，四肢不温，时面浮肢肿，乳房胀痛，均为肾虚肝郁之症候。故用柴胡、白芍、香附、郁金、青皮疏肝解郁，当归养血调经，女贞子、菟丝子滋养肝肾调经，炒麦芽回乳，甘草调和诸药。

案例43：李某某，女，47岁。

主诉：烘热出汗，伴心烦2年，加重2月。

病史：患者既往月经规则，7/28~31天，痛经明显，Lmp：2011年9月4日，患者1986年因子宫腺肌病，子宫内膜异位症，给予内美通治疗，未曾生育，近日体检B超无明显异常，心血管检查正常。患者近2年感烘热、汗出，心烦易怒，头晕，睡眠尚可。腰酸困，畏寒怕冷，大便偏稀。月经初潮13岁，7/28~31天，量中，色鲜红，有血块，痛经（－），舌淡暗，苔薄白，脉沉细。

中医诊断：绝经前后诸症（肾阴阳虚诸型）。

西医诊断：围绝经期综合征。

处方：治以温肾扶阳，益阴降火。仙灵脾10克、仙茅6克、巴戟肉10克、盐知柏各10克、当归20克、白芍10克、熟地黄20克、山茱萸10克、山药10克、合欢皮10克、旱莲草10克。水煎服，日1剂。

复诊：上方为主方，根据病情变化略加减1~2味药物，患者共坚持服药治疗3个月，述诸症渐缓。

按：此患者病为围绝经期综合征，辩证属于肾之阴阳俱虚。常选二仙汤补肾阳，其中仙茅、仙灵脾温补肾阳以治本。现代药理研究发现，二仙具有激素样作用，对于雌激素水平低落出现的围绝经期综合征，有很好的治疗效果。而知柏地黄丸具有滋肾阴，降虚火的功效，对于烘热汗出，心烦等虚火上亢的症状，尤为适合。两方配合，阴阳双补，既治本，又治标，最终获效。

案例 44：唐某，女，18 岁。

主诉：痛经 1+ 年，加重 4 个月。

病史：患者 14 岁初潮，周期不规律，无痛经，自 1956 年 6 月份开始，月经量多，色不正，下腹冷痛，腰酸，乏力，头昏，甚至昏倒，心悸，泛恶，从 1957 年 5 月份起痛经加剧，月经于 22 日来潮，量多，色黑，有大血块，下腹胀痛，腰及肛门抽痛，出冷汗，心悸，泛恶，舌苔白腻根黄、尖有刺，脉象沉弦。

中医诊断：痛经（冲任虚寒型）。

西医诊断：痛经。

处方：当归 9 克、川芎 3 克、桂枝 3 克、白芍 6 克、炙甘草 3 克、生姜 6 克、大枣 2 枚、蒲黄 6 克、五灵脂 12 克、川续断 12 克、艾叶 3 克、小茴香 3 克；4 剂。

二诊：8 月 28 日，末次月经 8 月 22 日来潮，量均不多，腹痛减轻，腰部仍酸，头晕目眩，心烦烘热，纳差便结，舌苔薄白，脉左沉细尺弱，右沉迟弦，治以补肝益肾，佐以和胃。

处方：当归 9 克、白芍 9 克、木香 6 克、青皮 6 克、杜仲 12 克、川续断 12 克、龟板 15 克、牡蛎 15 克、橘皮 6 克、谷芽 12 克、肉桂 3 克 、扁豆衣 9 克；4 剂。杞菊地黄丸 120 克、每晨服 6 克；人参养荣丸 120 克、每晚服 6 克。

三诊：10 月 28 日，月经于 9 月 19 日与 10 月 19 日相继来潮，，量均不多，腹痛减轻，舌苔薄黄，尖刺，脉象沉细，治以疏肝益肾。

处方：四制香附丸 90 克、每晨服 6 克；杞菊地黄丸 90 克、每晚服 6 克。以上方连服 2 月。

四诊：12 月 28 日，月经于 12 月 24 日来潮，量正常，色黑，有小血块，腹不痛，余无不适，舌苔薄白，脉象沉细，治以温经强肾。

处方：温经丸 120 克、每晨服 6 克、左归丸 120 克、每晚服 6 克。

按：少女痛经，一般月经不规则时无症状，待月经正常后逐渐显现，也就是说，痛经多出现在有排卵的月经期中。患者月经量多，色黑，有大血块，伴下肢胀痛，为血瘀气滞之象，痛时伴腰及肛门抽痛，出冷汗、心悸、泛恶，为肾阳虚，冲任虚寒，上凌心阳，且冲气挟胃气上逆所致。一诊用养血温经，理气散寒之法，以温经汤加减。二诊时加用了补肝肾和胃之法，使月经量多、有块、腹痛均得改善，心、胃所见症状消失。后为巩固疗效，预防复发继用药 3 个月，以补肝益肾，调气温经为基本思路，分别选用四制香附丸、杞菊地黄丸和温经丸、左归丸进行调治，丸药服用方便，易被长期服药者接受。

案例 45：陆某，女，24 岁。

主诉：自汗 25 天。

病史：1959 年冬季，第一胎产后，流血过多，体虚自汗，胸闷头眩，肢节酸楚，夜寐不安。11 月 12 日，产后第 25 朝，恶露未净，自汗，睡不能安，乳水稀少，头眩神疲，脉象虚细，舌质绛苔薄。

中医诊断：产后自汗（血虚气弱型）。

西医诊断：产褥病。

处方：炒当归身 9 克、黄芪 9 克、五味子 4.5 克、炒阿胶 9 克、白术 6 克、白芍 6 克、枸杞子 9 克、陈皮 6 克、通草 4.5 克、浮小麦 9 克、糯稻根 12 克。

二诊：11 月 14 日。服药后自汗减轻，恶露亦止，夜寐尚安，刻有胸脘不宽，腿膝酸软。治宜补气益血，调和阴阳。

处方：路党参 2.4 克、黄芪 9 克、远志肉 9 克、麦冬 6 克、炒当归身 6 克、大熟地黄（砂仁 2.4 克拌）9 克、嫩桑枝 9 克、木瓜 9 克、白芍 6 克、通草 6 克、炙甘草 2.4 克。上方服后，自汗已止。

按：产后汗证是指产后自汗和产后盗汗。产后自汗是指产妇于产后出现汗出不止；产后盗汗是指若寐中汗出湿衣，醒来即止者。不少妇女产后汗出较平时为多，尤以进食、活动后或睡眠时显著，此因产后气血骤虚，腠理不密所致，可在数天后营卫自调而缓解，不做病态。产后多汗，早在汉代《金贵要略》中即有记载："新产血虚，多汗出，喜中风，故令病痉"，又认为"郁冒"的发生关系"亡血复汗"，临床表现"但头汗出"等，仲景认为产后多汗出，不仅亡其津液，而且严重者可致阴损及阳，出现亡阴亡阳的之危象。隋代《诸病源候论》首列"产后汗出不止侯"，指出其病音主要为产时伤血所致。谓："夫汗出阴气虚，而阳气加之。里虚表实，阳气独发于外"。并说明汗出不止，津液衰竭，可导致"痉"或"经水断绝"的转归。唐代《经效产宝》治疗产后汗出不止时，以玉屏风散加茯苓、大枣和中，地黄、麦冬养阴，牡蛎固涩止汗。宋代《妇人大全良方》提出"产后虚汗不止"和"产后盗汗不止"的病名，将产后汗出不止分为"虚汗和盗汗"两类。认为产后虚汗不止"因阳气频虚，腠理不密而津液妄泄也"，并以麻黄根汤、止汗散、人参汤等治疗。明代《医宗金鉴》按出汗的部位以辨证情，曰"头汗阴虚阳上越，周身大汗是亡阳"。这些理论至今对临床仍有着重要的参考价值。

本例为产后流出过多，气随血脱，血虚则气无所依，失于固摄，引起自汗。产后自汗并能导致头晕、失眠，汗出淋漓湿透衣裤，又易感受风寒，所以宜及时医治。本例治疗应以养血为主，佐以益气。以归、地、阿胶等养阴补血；芪、术等补气固表；五味子益肾温敛；白芍敛阴止汗，补养中寓以酸敛，增强制止虚汗之力；气血虚弱，汗出伤津，乳汁亦相应减少，乃用通草一味，通气行乳，乳汁增多，自汗亦可减少。浮小麦与糯稻根二味，皆为敛汗专药。

案例 46： 莫某某，女，27 岁。

主诉： 产后 7 天，乳汁少。

病史： 患者剖宫产术后 7 天，乳汁少而稀，婴儿每日靠喂食牛奶，自觉神疲乏力，心悸气短，语音低微，大便干燥。月经初潮 13 岁，7/28~31 天，量中，色鲜红，有血块，痛经（－），舌淡红，苔白，脉沉细无力。

中医诊断：产后缺乳（阴虚、气血虚弱）。

西医诊断：产后乳少。

处方：治以曾阴液，补气血，下乳。

药物：当归 15 克、路路通 15 克、王不留行 15 克、黄芪 30 克、玄参 20 克、生地黄 20 克、麦冬 20 克；水煎服，日 1 剂；并嘱多饮肉汤。

3 剂后乳汁增多，6 剂后乳汁充足，自觉症状好转，继服 3 剂调理善后。

按：缺乳是指产后哺乳期内，产妇乳汁甚少或无乳可下者。早在隋代《诸病源候论》即列有"产后乳无汁候"，认为其病因病机是"既产则水血俱下，津液暴竭，经血不足"使然。患者由于剖宫产分娩，产时出血过多，气血亏虚，耗伤阴液，上不能生乳，下不能润肠，因而缺乳、便秘。用增液汤补阴液；伍黄芪、当归补气血；路路通、王不留行通经活络下乳。全方使乳汁化源充盛，畅行无阻而获效。

案例 47： 张某某，女，28 岁。

主诉：未避孕未孕 3+ 年。患者结婚 3 年，婚前曾人流 1 次，婚后未避孕，夫妻同居至今未孕，月经失调，先后不定，量少色暗，经前乳房胀痛，平时挤压乳房有溢乳，胸胁胀痛，少腹隐痛，情志抑郁，善叹息，失眠多梦。舌质偏红，苔薄白，脉弦。

妇科检查、B 超检查无异常发现。

基础体温：单相，内分泌检查提示：泌乳素高，输卵管通液试验示：输卵管通畅。丈夫精液检查：正常。

中医诊断：不孕症（肝郁）。

西医诊断：高泌乳素血症。

处方：治以疏肝解郁，养血调经。柴胡 10 克、白芍 15 克、当归 10 克、香附 12 克、郁金 15 克、女贞子 15 克、菟丝子 15 克、青皮 9 克、炒麦芽 60 克、甘草 6 克。每日 1 剂，治疗 3 月获效。

按：高泌乳素血症以月经少，稀发甚至闭经、不孕、溢乳为主要特征，中医认为月经过少可因"精血稀少""亡其津液"等所致，正如《证治准绳·女科·调经门》指出："经水涩少，为虚为涩，虚则补之，涩则濡之。"患者为多孕多产，屡伤肾气精血，8 月前人工流产术后肾气更伤，致肾虚精血不充，血海不能按时盈满，经来推后量少；因月经量少，服药疗效不佳，致气机郁滞，气血不循常道下注冲任胞宫，上行变为乳汁溢出；面有暗斑，表情抑郁，感腰酸不适，四肢不温，时面浮肢肿，乳房胀痛，均为肾虚肝郁之症候。故用柴胡、白芍、香附、郁金、青皮疏肝解郁，当归养血调经，女贞子、菟丝子滋养肝肾调经，炒麦芽回乳，甘草调和诸药。

案例 48： 林某某，女，23 岁。

主诉： 产后 1 年，月经紊乱半年。

病史： 患者平素月经不规则，20 天至 3 月一行，经期暗红，夹血块，胸胁胀痛，经前乳房胀痛，情志抑郁，大便干结。舌淡红，苔黄腻，脉弦滑。

中医诊断：月经先后无定期（气滞血瘀型）。

西医诊断：月经不调。

处方： 治以疏肝解郁，养血调经。药物：柴胡 10 克、白芍 15 克、当归 12 克、茯苓 15 克、白术 10 克、香附 10 克、郁金 15 克、厚朴 15 克、菟丝子 30 克；水煎服，日 1 剂。

按： 月经先后不定期是因：1. 黄体功能不足使月经周期的黄体期缩短，致经期缩短，2. 卵泡期长或不排卵使月经错后，总之为月经轴的不稳定所致。全身因素如心理不适、躯体劳累、精神紧张等，局部因素可由盆腔慢性炎症、盆腔瘀血等原因，最终导致卵巢的分泌功能、排卵功能受到影响，本病案由于肝气抑郁，气机阻滞，瘀血内阻。方中柴胡、白芍、香附疏肝解郁，当归养血调经，茯苓、白术健脾理气，女贞子、菟丝子滋养肝肾调经，甘草调和诸药。

案例 49： 刘某某，女，37 岁。

主诉： 停经 5 月。

病史： 患者平素月经规则，3-5 天 /28-30 天，量、色、质均正常。现停经 5 月，头晕耳鸣，腰酸腿软，性欲淡漠，小便频数，口干、潮热。舌淡红，苔白，脉沉细。

性激素六项：FSH:98.13IU/L，LH:58.68IU/L，E2<43.31pmol/L

中医诊断：闭经（肾精匮乏）。

西医诊断：卵巢早衰。

处方：治以补肾填精，养血调经。淫羊藿 10 克、紫河车 10 克、黄芪 15 克、巴戟天 10 克、当归 10 克、川芎 5 克、鹿角胶 15 克、怀牛膝 15 克、熟地 20 克、枸杞子 15 克、菟丝子 20 克、丹参 15 克。水煎服，日 1 剂。

按：正常月经是由于中枢神经系统、下丘脑－腺垂体和卵巢之间调节而控制的。任何因素直接或间接影响下丘脑－腺垂体功能，导致下丘脑分泌促性腺释放激素和腺垂体分泌促性腺激素的功能低下或紊乱，从而影响卵巢功能引起 3 个月以上的停经时，称为下丘脑－垂体闭经，归属于中医"闭经"范畴。

本病例由于肾精匮乏，导致诸症，方中紫河车、鹿角胶血肉有情之品，大补气血；熟地、枸杞、肉苁蓉、淫羊藿、巴戟天、菟丝子、怀牛膝补肾阴阳，当归、川芎、丹参活血养血补血，黄芪补气生血。全方补肾填精，养血调经。

案例 50： 陈某某，女，30 岁。

主诉：停经 50 天，下腹坠痛 1 天。

病史：患者平素月经规则，3~5 天 / 28~30 天，量、色、质均正常。现停经 50 天，因劳累后出现下腹坠痛，恶心欲呕，小便频，夜尿多，大便溏。舌淡红，苔白，脉沉细滑。

B 超：宫内妊娠 50+ 天。

中医诊断：胎动不安（脾肾两虚）。

西医诊断：先兆流产。

处方：治以健脾益气，固肾安胎。菟丝子 20 克、桑寄生 15 克、白术 15 克、砂仁（后下）10 克、山药 20 克、续断 15 克、生地 20 克、党参 20 克、茯苓 15 克、陈皮 10 克、紫苏叶 10 克；水煎服，日 1 剂。连服 7 天后诸症消失。

按：胎动不安是指妊娠期间出现腰酸、腹痛、小腹下坠，或伴有少量阴道出血者。早在汉代《金匮要略》就提出安胎养胎的当归散和白术散，分别代表了一寒一热的安胎方。明代《景岳全书·妇人归》曰："凡妊娠胎气不安，证本非一，治亦不同。盖胎气不安，必有所因，或虚，或实，或寒，或热，皆能为胎气之病。去其所病，便是安胎之法。"

本病患者因劳累过度，损伤脾气，脾为后天之本，气血生化之源，以养先天。脾气虚则气血匮乏，胎元失养，肾气虚则胎元不固，二者终致胎动不安。方中菟丝子、桑寄生、续断补肾安胎，白术、党参、山药、茯苓健脾益气，陈皮、砂仁、紫苏叶理气安胎。

案例51： 唐某，女，18岁。

主诉： 痛经1+年，加重4个月

病史： 患者14岁初潮，周期不规律，无痛经，自1年多前开始，月经量多，色不正，下腹冷痛，腰酸，乏力，头昏，甚至昏倒，心悸，泛恶，从1957年5月份起痛经加剧，月经于22日来潮，量多，色黑，有大血块，下腹胀痛，腰及肛门抽痛，出冷汗，心悸，泛恶，舌苔白腻根黄、尖有刺，脉象沉弦。

B超： 子宫、双附件无异常。

中医诊断： 痛经（冲任虚寒型）。

西医诊断： 痛经。

处方： 当归9克、川芎3克、桂枝3克、白芍6克、炙甘草3克、生姜6克、大枣2枚、蒲黄6克、五灵脂12克、川续断12克、艾叶3克、小茴香3克；4剂。

二诊： 8月28日，末次月经8月22日来潮，量均不多，腹痛减轻，腰部仍酸，头晕目眩，心烦烘热，纳差便结，舌苔薄白，脉左沉细尺弱，右沉迟弦，治以补肝益肾，佐以和胃。

处方： 当归9克、白芍9克、木香6克、青皮6克、杜仲12克、川续断12克、龟板15克、牡蛎15克、橘皮6克、谷芽12克、肉桂3克、扁豆衣9克；4剂。杞菊地黄丸120克、每晨服6克；人参养荣丸120克，每晚服6克。

三诊： 10月28日，月经于9月19日与10月19日相继来潮，，量均不多，腹痛减轻，舌苔薄黄，尖刺，脉象沉细，治以疏肝益肾。

处方： 四制香附丸90克、每晨服6克，杞菊地黄丸90克、每晚服6克。以上方连服2月。

四诊： 12月28日，月经于12月24日来潮，量正常，色黑，有小血块，腹不痛，余无不适，舌苔薄白，脉象沉细，治以温经强肾。

处方：温经丸 120 克、每晨服 6 克、左归丸 120 克、每晚服 6 克。

按：少女痛经，一般月经不规则时无症状，待月经正常后逐渐显现，也就是说，痛经多出现在有排卵的月经期中。患者月经量多，色黑，有大血块，伴下肢胀痛，为血瘀气滞之象，痛时伴腰及肛门抽痛，出冷汗、心悸、泛恶，为肾阳虚，冲任虚寒，上凌心阳，且冲气挟胃气上逆所致，，一诊用养血温经，理气散寒之法，以温经汤加减，二诊时加用了补肝肾和胃之法，使月经量多、有块、腹痛均得改善，心、胃所见症状消失。后为巩固疗效，预防复发继用药 3 个月，以补肝益肾，调气温经为基本思路，分别选用四制香附丸、杞菊地黄丸和温经丸、左归丸进行调治，丸药服用方便，易被长期服药者接受。

案例 52：张某，女，23 岁。

主诉：经行腹痛 5 年。

病史：近 5 年来无明显诱因下出现经行小腹坠痛，以经行 1~2 天为重，喜温喜按，经色暗红，有小血块。每次经期均需服止痛片 3~4 片。痛甚时常伴有恶心呕吐，四肢发凉，曾服用延胡索止痛片、艾附暖宫丸等药，痛经症状改善不明显。平时常感疲乏无力，舌质偏淡，苔薄白，脉沉细。月经 16 岁初潮，5~6/28 天，量中，色暗，有血块，未婚。

中医诊断：痛经（气虚兼有瘀滞）。

西医诊断：原发性痛经。

处方：党参 30 克、赤芍 15 克、川芎 10 克、三七粉（分冲）3 克；7 剂，水煎服。

二诊：服药 2 剂后，月经即来潮，小腹疼痛已不明显，经色鲜红，血块减少，精神转佳。效不更方，嘱病人每于月经前 5 天始服上方 7 剂，共 3 个月经周期，以巩固疗效。

按：该病多属于虚实夹杂之证。临证关键在于辨清孰轻孰重，不可一味使用攻或补之品。该患者痛经虽以经期第 1~2 天为重，经色暗，有血块，当属实证、瘀证。然此患者痛经已 5 年，久病多虚，且平素乏力，舌质淡，现虽正值经前期，脉应以滑为主，可脉仍沉细，故本为气虚。因气虚运血无力，而止瘀滞内停，不通则痛，遂成痛经。治疗上。当以益气化瘀，瘀去则痛止。药用党参气血双补，配赤芍、川芎行气活血，祛瘀通经以治其标；三七粉补虚以助党参之力，又行瘀止痛，乃标本兼顾，是治疗痛经的必选之品。药味虽不多，组方和理，选材精当，故疗效显著。

案例 53： 陈某，女，14 岁。

主诉： 经行腹痛半年余。

病史： 患者 11 岁初潮，半年后月经规律，6/28 天，量中等。去年因贪食寒凉开始出现经行腹痛，第 1、2 天小腹正中疼痛较甚，伴恶心呕吐，有猪肝样血块，块下痛减，得温则舒，无腹泻。Lmp：5 月 28 日，平素纳可，二便调。舌暗淡，有齿印，苔腻。脉细弦数。

中医诊断（病名及证型）：痛经（寒凝瘀滞，冲任不足，气机受阻）。

西医诊断：痛经。

处方： 生蒲黄（包）15 克、五灵脂 12 克、乌药 9 克、延胡索 6 克、青皮 6 克、生山楂 12 克、三棱 12 克、莪术 12 克、小茴香 6 克、制乳没 3 克、血竭 9 克；7 剂，日 1 剂。

二诊： 上方调治 10 余剂至 2 月 22 日患者好转，提前 6 天，疼痛较前大减，无呕吐，无膜样物，有小血块，再予原方 12 剂，嘱其从月经中期 3 月 4 日开始服。

按：本例属"膜样痛经"。膜样痛经又称膜性痛经，以其行径腹痛，直至于宫内膜呈大片或整个内膜随经血排出，疼痛始缓则得名。临床应用化膜汤为主随症加减治疗，仿《医宗金鉴》夺命散（血竭、没药）治疗胞衣不下立意，以血竭化瘀化膜，消积定痛为君；失笑散（蒲黄、五灵脂）活血化瘀止痛为臣；生山楂、三棱莪术善散瘀行滞；青皮疏肝破气，又可化瘀；乌药、小茴香温暖胞宫。

案例 54： 赵某，女，24 岁。

主诉： 经行腹痛伴吐泻 14 年。

病史： 11 岁月经初潮后即经行第 1 天小腹疼痛，现疼痛时间延长至 4-5 天，难忍，伴小腹发凉且胀，经前起上吐下泻，不能进食水，月经周期、量正常，经血夹有血块，块下痛减。近 2 月为纯血块下，曾口服中药汤剂，初效显，后无效。舌淡红苔薄，脉细弦。

中医诊断：痛经（寒凝血瘀型）。

西医诊断：痛经。

处方：当归 10 克、官桂 10 克、吴茱萸 6 克、干姜 3 克、小茴香 10 克、生蒲黄（包）10 克、五灵脂 10 克、木香 10 克、法半夏 10 克、乌药 10 克、制香附 10 克、延胡索 10 克、制没药 10 克。

二诊：服药 7 剂后，经行腹痛减轻，时间缩短。经行补气养血，温经散寒，经前温经散寒，活血化瘀，经期兼以降逆止呕，方药略有增减，连服 21 剂时，诸证明显减轻，予妇科痛经丸 6 克、日 2 次，以调理善后。

按：少腹逐瘀汤具有活血化瘀，温经止痛的作用。方中官桂、干姜、小茴香温经散寒；当归、没药、失笑散活血化瘀；延胡索行气止痛；加吴茱萸、木香、乌药加强温经行气的作用；配半夏降逆止呕。诸药配伍，共奏温经散寒，活血化瘀，行气止痛，降逆止呕之功。本案病情虽较复杂，但辨证均为寒凝血瘀所致，故以 4 温经散寒，活血化瘀法治疗效显。注意的是：用药要照顾妇女经期气血盈虚变化的特点，经前重在行，经后重在补；经期冲气上逆犯胃，配伍降逆止呕之品。

案例 55：徐某，女，29 岁。

主诉：经行头痛 4 年。

病史：近 4 年，每经行 1-2 天头痛甚，无恶心呕吐。经前乳房胀，经期情绪低落，经行小腹坠，腹痛不明显，经血有血块，量中，色暗红。月经干净 1 周后常有阴道少量出血，持续 3-4 天。Lmp：2013-07-02，带经 5 天。曾有 2 次药物流产史。舌暗红，苔薄黄，脉弦。

中医诊断：经行头痛（肾虚肝郁型）。

西医诊断：经前期综合征。

处方：四物汤合二至丸加减：醋柴胡 10 克、当归 10 克、生熟地（各）15 克、白芍 15 克、枸杞子 15 克、旱莲草 20 克、女贞子 15 克、制首乌 15 克、丹皮 10 克、沙苑子 15 克、莲子肉 15 克、川断 15 克；水煎服，日一剂。

二诊： 上方出入，经前加平肝活血之品，服药 14 剂，经行头痛已明显减轻；经后以四物汤合六味地黄丸加减，滋补精血，连服 21 剂，经行头痛消失。

按：患者虽无腰酸等肾虚症状，但医者根据肾主脑生髓的生理功能，以及流产 2 次的病史和妇女"血常不足，气常有余"的特点，辨证为肾虚肝郁，处以四物汤合二至丸加减，处方中柴胡醋制，去其疏散升阳之力，留其疏肝之功。全方补益肝肾经血为主，疏肝行血为次。依据月经前后胞宫气血盈虚变化，而分别处方遣腰，经前攻补兼施，经后滋补精血。

案例 56： 秋某，女，34 岁。

主诉： 经期头晕不能站立 5 年。

病史： 患者月经不规则，11 岁初潮，经期、周期正常，量中等，色红，痛经（＋）。近 5 年出现月经第一天血压下降，血压：80/50mmHg、不能站立，患者必须卧床休息 1 天方可逐渐缓解，曾在日本服用当归芍药散 3 年，略有好转。但仍时有发作，不能完全缓解。平时血压正常，无头晕头痛等不适，无下腹痛，白带正常，饮食正常，大小便正常。舌质淡红，舌苔薄白，脉细。

中医诊断：经行头晕（肝肾不足型）。

西医诊断：经前期综合征。

处方： 柴胡 10 克、当归 10 克、白芍 15 克、仙灵脾 10 克、巴戟 10 克、生黄芪 30 克、紫河车 10 克、菟丝子 50 克、川断 30 克、香附 10 克、益母草 10 克、水煎服，日一剂。

二诊： 服药 14 剂，此次月经来潮未出现头晕。主症缓解，但服药后似有过敏，且脉为弦象。上方去仙灵脾、巴戟天温阳之品，重点滋肾疏肝，经治月余，月经按4 月 1 日和 4 月 30 日来潮，血压正常，头晕未作。

按：本案中医诊断为经行头晕，西医诊断为经前期综合症。结合患者病史、证候，辨证为肝肾不足型，治以滋补肝肾，养血调经，所用药物，肝肾并补，气血同治，温而不燥，滋而不腻。二诊时，因患者面部出现红疹，考虑未药物过敏，又脉弦示肝郁，故原方去温补肾阳之巴戟、仙灵脾，以滋肾疏肝调经而收功。

案例 57：幺某，女，36 岁。

主诉：经前头痛、头晕 10 年

病史：近 10 年患者每逢经前 10 天左右即出现头痛、头晕，甚则伴有恶心呕吐。待月经来潮后，头痛、头晕可逐渐自行缓解。曾间断服用中药治疗，效果不显。患者平素性情急躁，喜叹息，常感胸胁胀满不适，睡眠多梦。食纳一般，大便不成形，每日一次。舌质红，少苔，脉弦细。

中医诊断：经行头痛（肝火上扰，兼有痰湿中阻）。

西医诊断：经前期综合征。

处方：夏枯草 10 克、菊花 10 克、钩藤 10 克、赤芍 10 克、川芎 12 克、生牛膝 10 克、生薏苡仁 20 克、白豆蔻 5 克、佩兰 10 克、乌梢蛇 30 克、金钱白花蛇 1 具；14 剂，水煎服，日一剂。

二诊：服完药后，正好来月经，经前头痛、头晕症状明显减轻，稍有些恶心，但未吐，很快能缓解。

按：本案为经行头痛，辨证属于肝火上扰，兼有痰湿中阻。方中夏枯草、菊花、钩藤清肝火，利清窍；生薏苡仁、白豆蔻、佩兰调和脾胃，化湿祛浊；赤芍、生牛膝凉血活血；川芎活血行气止痛；而乌梢蛇、金钱白花蛇为治疗经行头痛的常用药。二药均入肝经，有良好的祛风通络止痛之功，辨证用药的基础上，加用二蛇则疗效更佳。用该方 14 剂后即获良效，再服 14 剂痊愈。